Kurzhantel Training

Jan Pauls

Kurzhantel Training

Effektives und kostengünstiges Training
für mehr Kraft und Muskelzuwachs

COPRESS

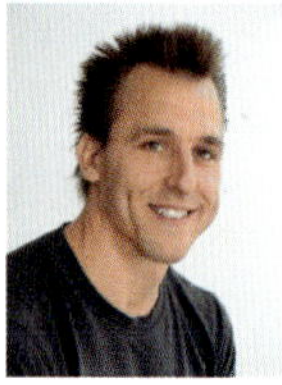

Jan Pauls arbeitet als Sportwissenschaftler in der Trainingstherapie eines ambulanten Rehabilitationszentrums und war Lehrbeauftragter am Sportinstitut der Uni Göttingen. Seit seiner Jugend trainiert er selbst mit Gewichten und verfügt über langjährige Erfahrung als Trainer im Breitensport.

Alle Fotos im Innenteil von Jussi Larsson (www.verphotoger.com), außer: Dehnübungen auf den Seiten 42–44 und die Fotos auf den Seiten 12, 28, 68, 100 und 114 (Autor)

DTP-Produktion und Layout:
Stiebner Verlag GmbH,
Verlagsservice Peter Schneider / Satzwerk Huber, Germering

Umschlaggestaltung: Stiebner Verlag

Coverbild: imago images (www.imago-images.de)

Bibliografische Information der Deutschen Nationalbibliothek
Die Deutsche Nationalbibliothek verzeichnet diese Publikation in der Deutschen Nationalbibliografie; detaillierte bibliografische Daten sind im Internet über http://dnb.dnb.de abrufbar.

3. Auflage 2021

Gesamtherstellung: Stiebner, Grünwald
Printed in the EU
ISBN 978-3-7679-1259-5

www.copress.de

Dieser Titel ist auch als E-Book erhältlich (ISBN 978-3-7679-2088-0)

Inhalt

Zu diesem Buch

Die Entscheidung ein Hanteltraining durchzuführen ist in nahezu allen Fällen eine sehr gute Entscheidung. Hanteln bieten die Möglichkeit, mit geringem Materialaufwand und wenig Platzbedarf ein effektives Krafttraining für Fitness, Leistungssteigerung und Gesundheit durchzuführen. Wie zahlreiche wissenschaftliche Untersuchungen belegen, sind neben der Ernährung Bewegung und körperliches Training die entscheidenden Faktoren, die unsere Gesundheit und Leistungsfähigkeit maßgeblich beeinflussen. Und auch wer als (Haupt- oder Nebeneffekt) sein Aussehen verbessern möchte, ist mit Hanteltraining auf dem richtigen Weg. Doch viele Hobby-Hantelsportler haben wenig Kenntnisse darüber, was und wie sie trainieren sollen. Manche befürchten auch, sich vielleicht durch Überlastung zu schaden. Dieses Buch möchte dazu beitragen, mehr Effektivität und Sicherheit in das Heimtraining mit Hanteln zu bringen. Wenn bereits im Fitnessstudio trainiert wird, können einige Übungen anregen, sich neben dem Maschinentraining auch an die »freien Gewichte« zu wagen. Denn Hanteltraining bedeutet auch immer Training der körperlichen Haltung und des Feingefühls für die Stabilisation aller großen Gelenke – Aspekte, die im Maschinentraining häufig zu kurz kommen. Der versierte Trainingsexperte wird in diesem Buch keine Neuigkeiten erfahren, denn dieses Buch ist für diejenigen bestimmt, die bislang eher wenig Erfahrungen mit Hantelübungen gemacht haben und hier Orientierung suchen. Ich selbst integriere regelmäßig Hantelübungen in mein persönliches Fitnesstraining, da ich ihre komplexe Wirkung sehr schätze. Ich wünsche dem Leser viel Spaß und Erfolg beim Training mit einem der ältesten und faszinierendsten Trainingsgeräte, das bislang jede »Modewelle« überlebt hat und in keinem modernen Trainingszentrum, keinem Kraftraum und keinem »Heimstudio« fehlen darf.

Mit sportlichen Grüßen — Jan Pauls

1. Theoretische Grundlagen des Hanteltrainings

1.1 Das Material

Das Training mit Kurzhanteln wurde schon im antiken Griechenland vor ca. 2500 Jahren betrieben, vor allem von Sportlern, die für die olympischen Wettkämpfe trainierten. Die ersten Hanteln waren aus Stein, später wurden sie aus Bronze und schließlich aus Eisen gefertigt. Seit dem 15. Jahrhundert wurden Hantelübungen in Europa auch von »normalen« Bürgern zur allgemeinen Körperkräftigung eingesetzt. Im späten 19. Jahrhundert war die Hantel dann endgültig als Trainingsgerät für eine leistungs- beziehungsweise gesundheitsorientierte Körperkultur etabliert. Seit der Bodybuilding-Welle in den 80er-Jahren des 20. Jahrhunderts gehört sie zum Trainingsequipment in vielen Privathaushalten, da sie bei geringem Platzbedarf ein effektives Kräftigungstraining zahlreicher Muskelgruppen ermöglicht.

Für die Zwecke eines zielgerichteten, optimal dosierten Heimtrainingsprogramms sollte man Kurzhantel-Sets mit abnehmbaren Scheibengewichten verwenden. Sie ermöglichen eine genaue Dosierung des Trainingswiderstands. Die größte Trainingssicherheit bieten Kurzhantelstangen mit Gewinden an beiden Enden, auf die (meist sternförmige) Sicherheitsmuttern aufgedreht werden. Der Griffbereich der Stange sollte gerändelt sein, damit sie sicher in der Hand liegt. Man sollte immer *zwei* Kurzhanteln zur Verfügung haben, die mit den gleichen Scheibengewichten bestückt werden können.

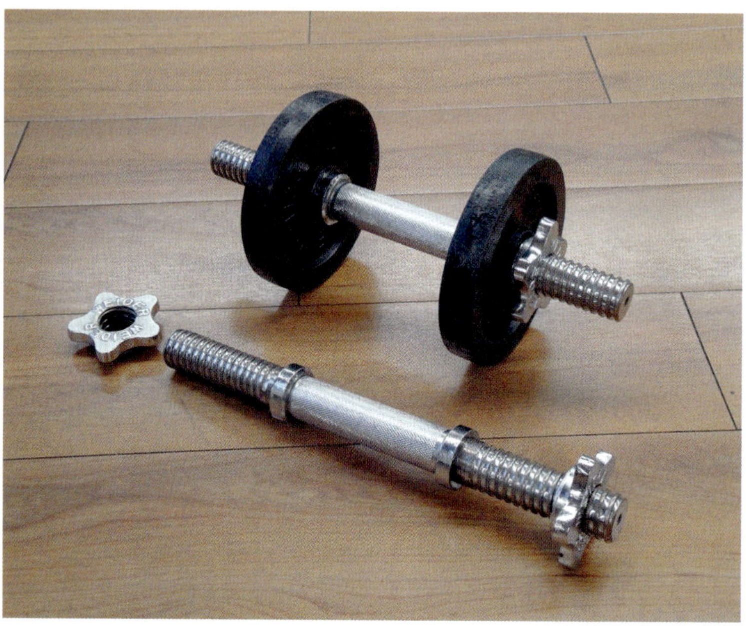

Pro Hantel empfehlen sich zum Einsteigertraining je zwei Scheiben von 2,5 kg, 1,25 kg und 0,5 kg. Somit hat man eine Gesamtlast der Hantel von ca. 2–10 kg. Ein breites Lastspektrum ist wichtig, da Übungen für kleinere Muskeln mit deutlich weniger Last durchgeführt werden müssen als solche für große Muskeln. Zudem müssen in gewissen Zeitabständen Gewichtssteigerungen vorgenommen werden, um dem Trainingsfortschritt Rechnung zu tragen und weitere Fortschritte zu erwirken. Vom Erwerb von Hanteln, die in einem Stück gearbeitet sind, sollte also Abstand genommen werden, es sei denn, man möchte sich ein ganzes Set davon anschaffen.

Wenn Scheiben einzeln nachgekauft werden, muss man darauf achten, dass die Scheibenlöcher auf die vorhandene Kurzhantelstange passen, da es mehrere Größen gibt (Standard: 30 mm Durchmesser). Für das Training im fortgeschrittenen Stadium können später weitere Scheiben zu 5 kg (beziehungsweise 10 kg) angeschafft werden. Für hohe Gewichtslasten sind dann eventuell längere Stangen notwendig. Als Material der Scheiben ist Eisen zu empfehlen.

Man sollte bedenken, dass die Hanteln während des Trainings in den Pausenzeiten abgelegt werden müssen. Da dies meist auf dem Boden geschieht, sollte man eine geeignete schall- und stoßdämpfende Unterlage zur Verfügung haben, zum Beispiel eine Gummimatte, Fitness-Matte, Isomatte oder Ähnliches. Eine geeignete Hantelablage in Hüfthöhe ist zwar praktischer aber meist kostspieliger.

Eine Trainingsbank erweitert das Spektrum möglicher Kurzhantelübungen, vor allem für das Training der Brustmuskulatur, so dass dieses zusätzliche Equipment sinnvoll sein kann. Eine einfache Flachbank reicht in der Regel aus. Wer sein Training gerne häufig variiert, schafft sich eine Bank mit verstellbarer Lehnenneigung an. Diese sind preislich dann jedoch deutlich teurer. In diesem Buch werden nur Übungserweiterungen für eine Flachbank aufgeführt.

Hanteln oder Trainingsmaschinen – was ist besser?
Oft stellt sich die Frage, ob man mit einem Hanteltraining zuhause seine Trainingsziele erreichen kann, oder ob man in ein Fitness-Studio gehen muss, um an modernen Kraftmaschinen effektiv Kraft aufzubauen. Zunächst einmal ist es den Muskeln egal, woher der Widerstand kommt, mit dem sie sich auseinandersetzen müssen. Der Widerstand muss nur hoch genug sein, um einen Kräftigungseffekt zu bewirken. Dies kann man mit Trainingsmaschinen genauso erreichen wie mit Hanteln. Allerdings bieten Hanteln den Vorteil, dass sie bei vielen Übungen gleichzeitig die Haltemuskulatur in hohem Maße beanspruchen, da der Körper mehr stabilisiert werden muss als wenn er in einer Maschine sitzt, abgestützt durch Brust- oder Rückenpolster. Insbesondere Übungen in Vorneigung sind automatisch ein Training der Rumpf- und Beckenstabilisatoren. Durch die anspruchsvolle Stabilisationsarbeit im Hanteltraining verbessert sich die Koordination der einzelnen Körperteile miteinander wirkungsvoller und die Muskulatur prägt sich »dichter« und lückenloser aus, als wenn man die simplen Bewegungsabläufe an Maschinen durchführt. Zudem kann sich der Körper beim Hanteltraining den »günstigsten Weg« der Bewegung suchen, was bei einer Maschine mit ihrem vorgebenen Bewegungsrahmen, den starren Rotationsachsen und oft limitierten Anpassungsmöglichkeiten an die individuellen Körpermaße nicht möglich ist. Dieser Vorteil der Hantel schützt langfristig vor Fehlbelastungen.

Allerdings kann man mit Maschinen bestimmte Muskeln »einfacher« erreichen, wenn man noch wenig Gefühl für den differenzierten Einsatz einzelner Muskelpartien entwickelt hat. Hanteltraining ist schwieriger zu lernen. Doch insgesamt ist der Effekt auf die allgemeine Sportlichkeit, das Körpergefühl, die alltagsnahe und sportspezifische Kraftentwicklung und den Energieverbrauch höher als im Maschinentraining. Die Hantel fordert einfach eine stetige, sehr komplexe Auseinandersetzung mit den natürlichen Bedingungen der Schwerkraft, was die Maschine in dem Maße nicht leisten kann (und auch nicht leisten soll). Und speziell die Kurzhantel bietet Trainingsmöglichkeiten, die eine Langhantel meist überflüssig machen. Es gibt kaum Langhantelübungen, die man nicht mit zwei Kurzhanteln durchführen könnte, aber viele Kurzhantelübungen, die mit einer Langhantel nicht funktionieren. Lediglich im Schnellkrafttraining mit Gewichthebertechniken, wie Reißen und Stoßen und für schwere Kniebeugen würde ein Leistungssportler eine Langhantel vermissen. Somit ist ein Kurzhanteltraining, wenn man es mit einigen Übungen mit dem eigenen Körpergewicht (Bodyweight-Übungen) kombiniert und nach Möglichkeit über eine Art Trainingsbank verfügt, ein hocheffektives Ganzkörpertraining für Fitness, Gesundheit und Leistungssport.

1.2 Die Methodik – Eine kleine Kraft-Trainingslehre für Einsteiger

Ganz gleich, ob mit dem Hanteltraining ein Muskelaufbau, ein Kraftzuwachs oder eine Körperformung angestrebt wird: Damit ein Muskel sich verändert, muss ein ungewohnter Trainingsreiz gesetzt werden. Dass heißt, dass entweder die Höhe der Spannung im Muskel (also das Trainingsgewicht) oder die Dauer einer Spannung (also die Zahl der Wiederholungen und Serien) die alltäglichen Beanspruchungen der Muskeln in Freizeit und Beruf übersteigen sollte, um einen Trainingseffekt zu bewirken.

Da die Beanspruchung eines Muskels durch eine Last von sehr vielen unterschiedlichen Faktoren abhängt (beispielsweise vom Hebelarm, vom Gelenkwinkel und von der Zugrichtung), ist es am einfachsten, wenn man die Trainingsbelastung über das subjektive Anstrengungsempfinden steuert: Wenn eine Trainingsübung am Ende der (je nach Zielsetzung) festgelegten Anzahl der Hantelhebungen (= Wiederholungen) als anstrengend empfunden wird, kann man von einem effektiven Training ausgehen.

Ein leichtes bis deutliches Ziehen und Brennen in der trainierten Muskulatur am Ende der Trainingsserie (zum Beispiel nach 12 Wiederholungen) ist ebenfalls ein Indikator für eine trainingswirksame Beanspruchung. Aber Vorsicht: Bei ungewohnten Übungen, insbesondere beim Trainingsanfänger, kann eine Überlastung auftreten. Deshalb am Anfang bitte nicht übertreiben! Muskeln, Sehnen und Bänder müssen sich erst an die neuartigen Belastungen gewöhnen. Ein »Muskelkater« ist allerdings normal und tritt häufig am nächsten Tag nach ungewohnten Belastungen auf (vgl. Kap. 1.5.3 Seite 34).

Kernfragen der Trainingsgestaltung im Hanteltraining, die nun ausführlicher behandelt werden, sind:

- Welche Muskeln kann ich trainieren?
- Wie viele Übungen muss ich machen?
- Wie viele Hebungen muss ich in der Trainingsserie einer Übung durchführen?
- Wie viele Serien muss ich pro Übung durchführen?
- Wie lange sind die Pausen zwischen den Serien innerhalb einer Übung?
- Wie oft in der Woche muss ich trainieren?

1.2.1 Welche Muskeln kann ich trainieren?

Grundsätzlich können alle großen Muskeln des Körpers, die sichtbare Bewegungen auslösen, trainiert werden. Die meisten von ihnen auch mit Hanteln. Für die Orientierung, welche Muskeln beziehungsweise Übungen für die persönliche Zielsetzung wichtig sind, sollte man auf die Mustertrainingspläne (siehe ab Seite 116) und auf die Kategorie »Bedeutung« (für jede Übung beschrieben) zurückgreifen.

Die wichtigsten Skelettmuskeln des Körpers werden in den folgenden Abbildungen dargestellt:
Eine typische Einteilung des Körpers in Muskelbereiche, die für sich betrachtet und auch für sich entsprechend trainiert werden können, wird nachfolgend aufgelistet. Diese Einteilungen werden häufig von Fitness-Trainierenden und Bodybuildern gemacht, sind aber für eine bessere Orientierung auch für andere Zielsetzungen hilfreich. Die Muskeln in den Beispielen sind mit der jeweiligen Nummer aus der Muskelübersicht gekennzeichnet.

- Hals-Nacken-Bereich (z. B. oberer Anteil der Trapezmuskulatur Nr. 1, Halsmuskeln wie der Kopfwender Nr. 2)
- Schultern (z. B. Deltamuskel mit seinen drei Anteilen Nr. 5, Muskeln der Rotatorenmanschette wie Infraspinatus Nr. 9 und Teres minor Nr. 8)
- Oberer Rücken (z. B. Latissimus Nr. 6, mittlerer und unterer Anteil des Trapezmuskels Nr. 1)

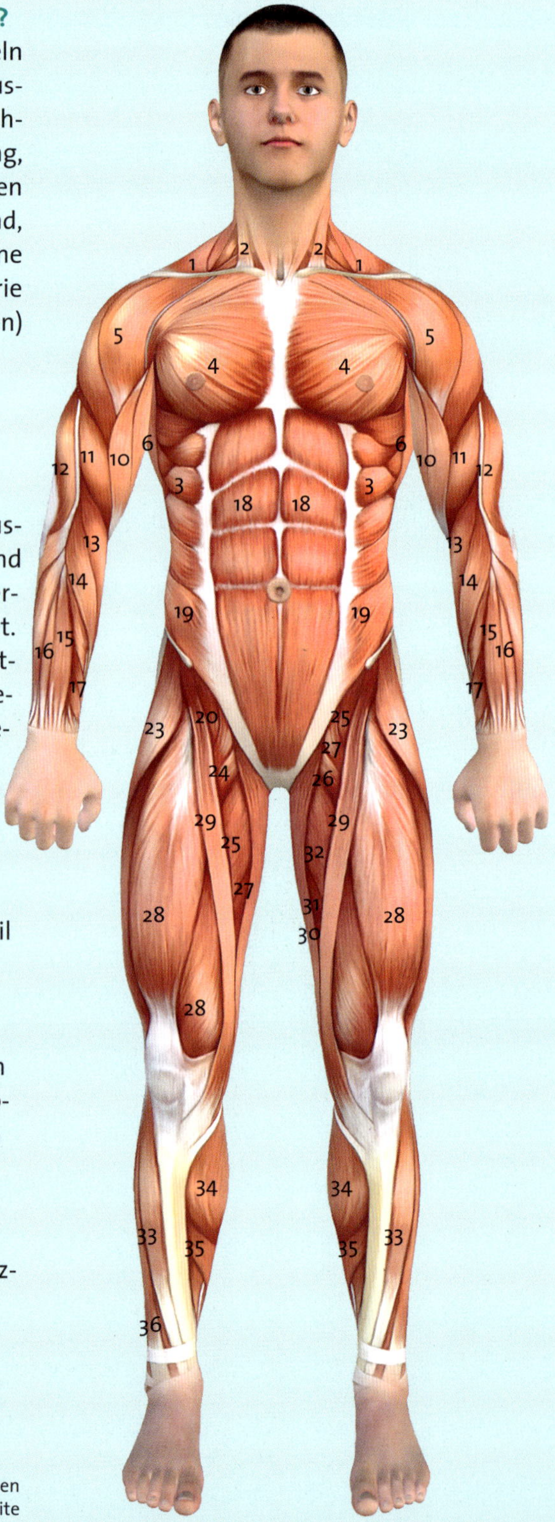

Exakte Bezeichnung aller dargestellten Muskeln siehe folgende Doppelseite

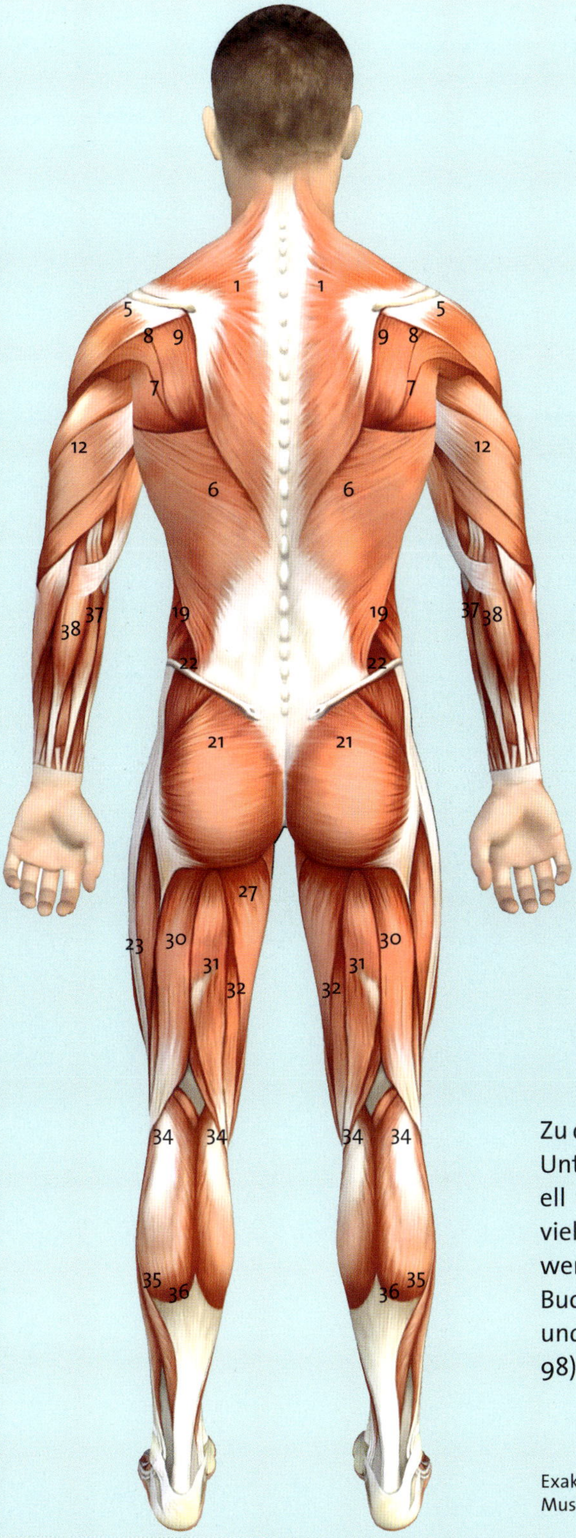

- Brust (großer Brustmuskel Nr. 4)
- Oberarme (Bizeps Nr. 10, Trizeps Nr. 12 und Brachialis Nr. 11)
- Unterarme (z. B. Strecker der Handgelenks- und Fingermuskulatur Nr. 14, 15, 16, 17 und Brachioradialis Nr. 13 sowie die Beuger z. B. Nr. 37 und 38)
- Bauchmuskeln (gerade und schräge/seitliche Bauchmuskeln Nr. 18 und 19)
- Unterer Rücken (tiefliegende wirbelsäulenstabilisierende Muskeln im Bereich der LWS)
- Hüfte und Becken (z. B. großer Gesäßmuskel Nr. 23, Abduktoren Nr. 22 und 23 sowie Adduktoren Nr. 24–27)
- Oberschenkel (z. B. Quadrizeps Nr. 28, Hamstrings-Gruppe Nr. 30–32)
- Unterschenkel (Wade Nr. 34 und 35 sowie Schienbeinmuskel Nr. 33)

Zu dieser Übersicht ist anzumerken, dass die Unterarme in Trainingsplänen selten speziell trainiert werden, da diese Muskeln bei vielen anderen Übungen mitbeansprucht werden. Dennoch finden sich in diesem Buch Beispiele hierfür (siehe Übungen 15 und 22 auf den Seiten 80 beziehungsweise 98).

Exakte Bezeichnung aller dargestellten Muskeln siehe folgende Doppelseite

Vorderansicht der oberflächlichen Skelettmuskulatur

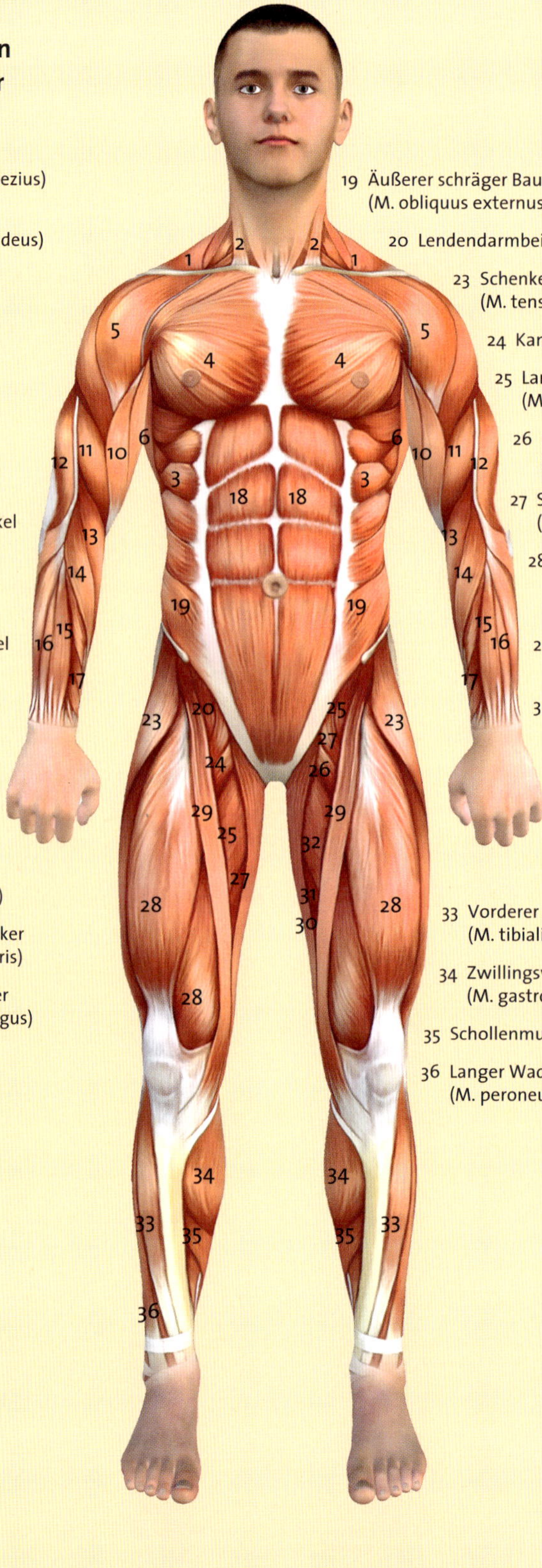

1 Kappenmuskel (M. trapezius)

2 Großer Kopfwender (M. sternocleidomastoideus)

3 Vorderer Sägemuskel (M. serratus anterior)

4 Großer Brustmuskel (M. pectoralis major)

5 Deltamuskel (M. deltoideus)

6 Breiter Rückenmuskel (M. latissimus dorsi)

10 Zweiköpfiger Armmuskel (M. biceps brachii)

11 Armbeuger (M. brachialis)

12 Dreiköpfiger Armmuskel (M. triceps brachii)

13 Oberarmspeichen-muskel (M. brachioradialis)

14 Speichenhandstrecker (M. extensor carpi radialis)

15 Fingerstrecker (M. extensor digitorum)

16 Ellenseitiger Handstrecker (M. extensor carpi ulnaris)

17 Langer Daumenabzieher (M. abductor policis longus)

18 Gerader Bauchmuskel (M. rectus abdominis)

19 Äußerer schräger Bauchmuskel (M. obliquus externus abdominis)

20 Lendendarmbeinmuskel (M. iliopsoas)

23 Schenkelbindenspanner (M. tensor fasciae latae)

24 Kammmuskel (M. pectineus)

25 Langer Schenkelanzieher (M. adductor longus)

26 Großer Schenkelanzieher (M. adductor magnus)

27 Schlanker Muskel (M. gracilis)

28 Vierköpfiger Schenkelstrecker (M. quadriceps femoris)

29 Schneidermuskel (M. sartorius)

30 Zweiköpfiger Schenkelmuskel (M. biceps femoris)

31 Halbsehnenmuskel (M. semitendinosus)

32 Plattsehnenmuskel (M. semimembranosus)

33 Vorderer Schienbeinmuskel (M. tibialis anterior)

34 Zwillingswadenmuskel (M. gastrocnemius)

35 Schollenmuskel (M. soleus)

36 Langer Wadenbeinmuskel (M. peroneus longus)

Rückansicht der oberflächlichen Skelettmuskulatur

1 Kappenmuskel (M. trapezius)

5 Deltamuskel (M. deltoideus)

6 Breiter Rückenmuskel (M. latissimus dorsi)

7 Großer Rundmuskel (M. teres major)

8 Kleiner Rundmuskel (M. teres minor)

9 Untergrätenmuskel (M. infraspinatus)

12 Dreiköpfiger Armmuskel (M. triceps brachii)

19 Äußerer schräger Bauchmuskel (M. obliquus externus abdominis)

21 Großer Gesäßmuskel (M. glutaeus maximus)

22 Mittlerer Gesäßmuskel (M. glutaeus medius)

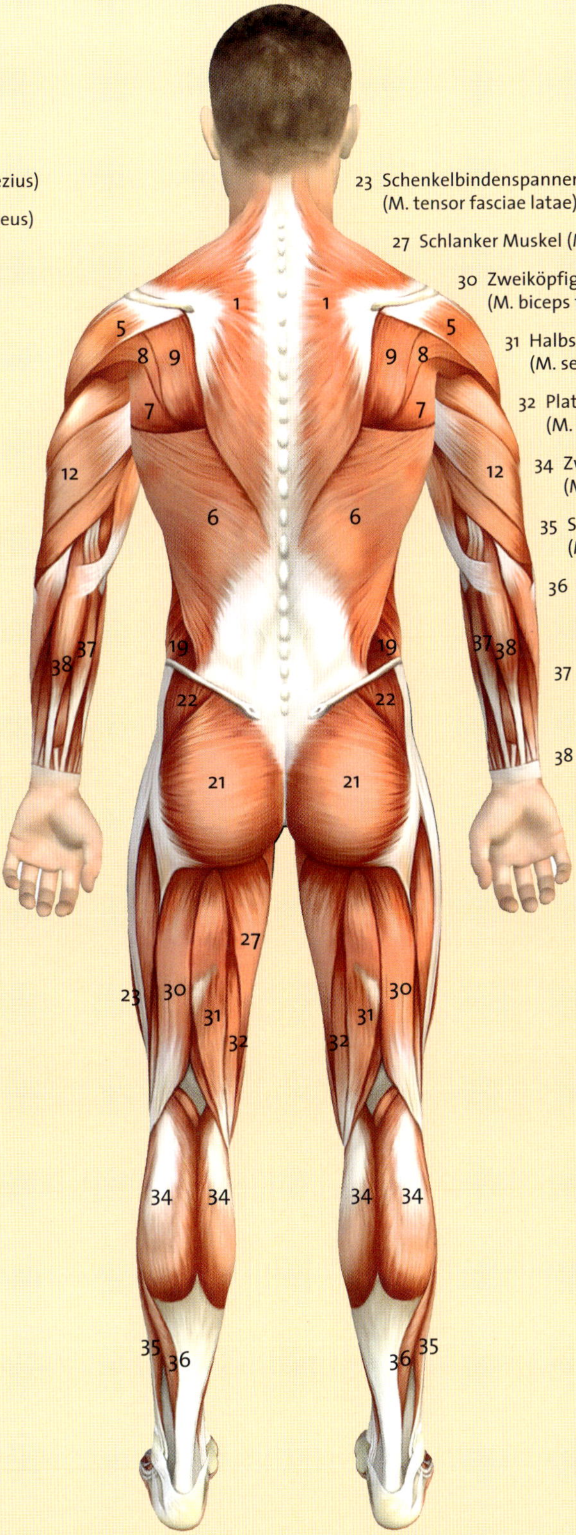

23 Schenkelbindenspanner (M. tensor fasciae latae)

27 Schlanker Muskel (M. gracilis)

30 Zweiköpfiger Schenkelmuskel (M. biceps femoris)

31 Halbsehnenmuskel (M. semitendinosus)

32 Plattsehnenmuskel (M. semimembranosus)

34 Zwillingswadenmuskel (M. gastrocnemius)

35 Schollenmuskel (M. soleus)

36 Langer Wadenbeinmuskel (M. peroneus longus)

37 Speichenseitiger Handbeuger (M. flexor carpi radialis)

38 Ellenseitiger Handbeuger (M. flexor carpi ulnaris)

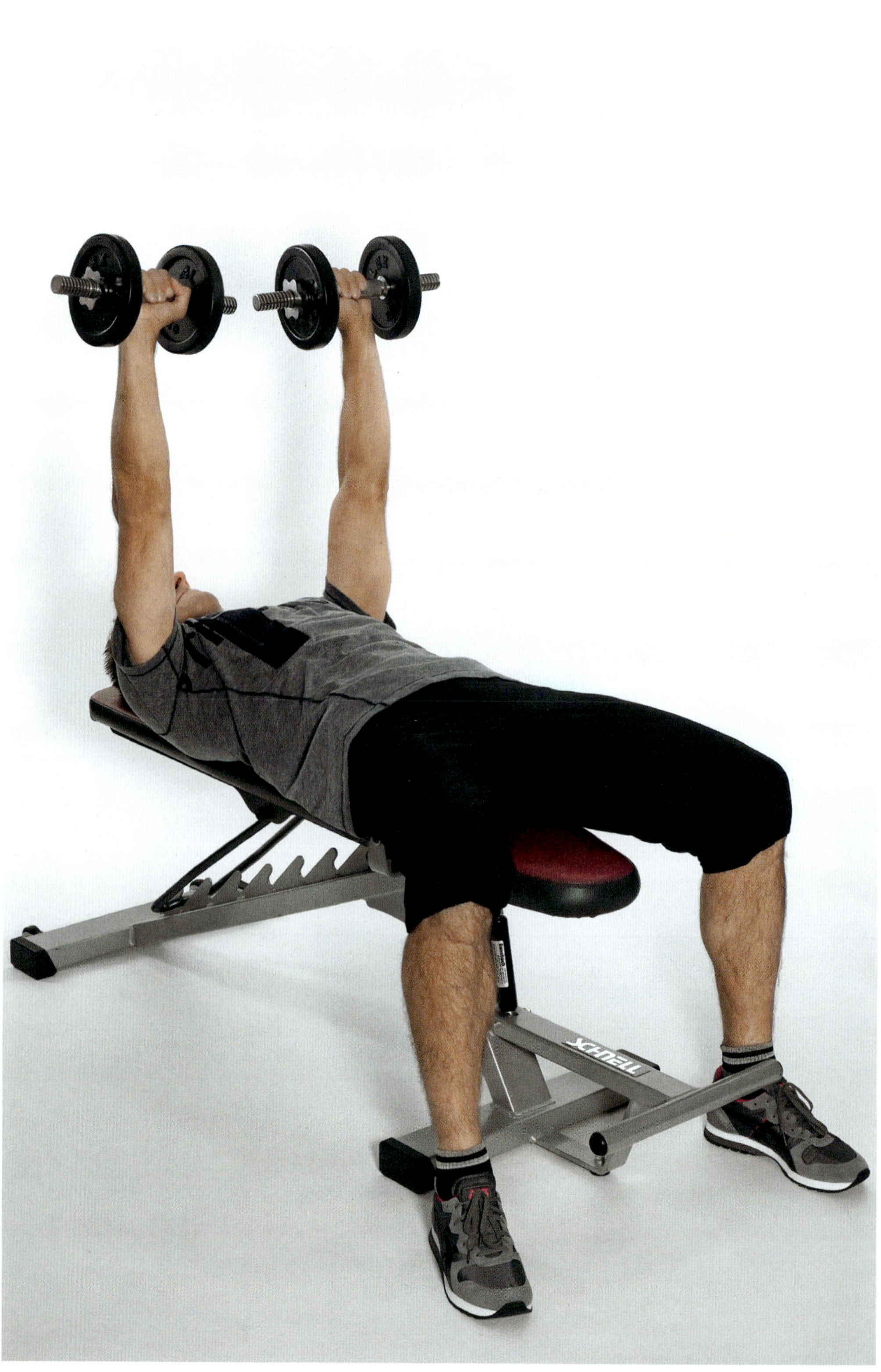

1.2.2 Wie viele Übungen muss ich machen?

Eine Übung kann ausschließlich *einen* bestimmten Muskel anvisieren (zum Beispiel den Wadenmuskel) oder eine größere Gruppe von Muskeln (zum Beispiel Oberschenkel, Gesäßmuskeln, Lendenwirbelsäulenmuskulatur). Folglich muss man entscheiden, welche Muskeln man trainieren möchte und dann entsprechende Übungen auswählen. Es kann vorkommen, dass man sieben verschiedene Muskeln mit ebenso vielen Übungen isoliert trainiert, oder aber alle sieben mit nur zwei Übungen, die eine sehr komplexe Wirkung haben.

Komplexe Übungen (zum Beispiel Kniebeugen, Kreuzheben) haben eine »Breitbandwirkung« und stellen häufig eine sehr alltagsnahe sprich »funktionelle« Belastung dar. Allerdings wirken sie auch nicht auf jeden beanspruchten Muskel gleich effektiv. Daher empfiehlt es sich, beim Training eine Mischung aus einfachen Übungen (zum Beispiel einarmiges Trizepsdrücken) und Komplexübungen (zum Beispiel Liegestütz) anzuwenden.

Man sollte grundsätzlich den ganzen Körper trainieren, wofür man mindestens 5–6 komplexere Übungen braucht. **Für ein Ganzkörpertraining mit dem Schwerpunkt auf Einzelübungen für kleinere Muskelgruppen ist bei sorgfältiger Auswahl ein Umfang von etwa 10–12 Trainingsübungen notwendig.** Wer allerdings nur eine bestimmte Körperregion trainieren möchte (zum Beispiel nur Oberkörper oder nur Beine oder nur den Rücken), der kommt häufig auch mit 3–4 Übungen ans Ziel. Bodybuilder und ambitionierte Fitnesssportler setzen häufig deutlich mehr als eine Übung pro Muskelgruppe ein, um einen Muskel in all seinen Anteilen optimal auszubilden. Da kommen dann schnell mal 20–30 Trainingsübungen insgesamt zustande. Da das Training mit so vielen Übungen an einem Tag zu erschöpfend wäre, teilt man die Zielmuskeln auf und trainiert sie an verschiedenen Tagen getrennt, zum Beispiel montags die Beine, dienstags die Arme, mittwochs die Schultern usw. Dies bezeichnet man als »Split-Training«. Diese Art des Trainings erfordert allerdings mindestens vier Trainingstage in der Woche und ist für Einsteiger nicht zu empfehlen.

◀ Eine Trainingsbank erweitert das Spektrum an Kurzhantelübungen, insbesondere für das Brustmuskeltraining.

1.2.3 Wie viele Hebungen muss ich in der Trainingsserie einer Übung durchführen?

Das einmalige Hochheben und Absenken der Hantel in einer Übung nennt man »Wiederholung«. Eine bestimmte Anzahl Wiederholungen wird direkt – ohne Pause – aneinandergereiht, was man als »Serie« bezeichnet. Die Anzahl der Wiederholungen pro Serie ist maßgeblich für den Trainingseffekt. Führt man 10–12 ermüdende Wiederholungen pro Serie aus, fördert man Kraftzuwachs und Muskelwachstum. Führt man 20–25 ermüdende Wiederholungen aus, fördert man hingegen eher die Kraftausdauer. **Gewichtslasten, die den Muskel schon bei weniger als 10 Wiederholungen stark ermüden, sind für Trainingsanfänger zunächst ungeeignet.** Es kann schnell zu Überlastungen kommen. Für ein »normales Fitnessprogramm«, ein gesundheitsorientiertes Training oder die Zielsetzung Muskelaufbau, sind Wiederholungszahlen von 10–20 pro Serie als zielführend anzusehen.

Grundsätzlich gilt: Je geringer die (ermüdende) Wiederholungszahl pro Serie, desto schwerer sind die verwendeten Gewichte, und desto stärker die Wirkung auf den Kraftzuwachs. Für den Muskelaufbau gilt diese Regel nicht, da bei extrem hohen Gewichten die Dauer der Serie zu gering ist, um ein Wachstum großer Faseranteile zu bewirken. Serien mit beispielsweise nur 1–3 Wiederholungen bewirken also kein effektives Muskelwachstum.

Mögliche Wiederholungszahlen pro Serie bei unterschiedlicher Zielsetzung:

Zielsetzung	Anfänger	Fortgeschrittene
Muskelaufbau/ Kraftzuwachs	12	8 bis 12
Fitness/ Körperstyling	12 bis 15	10 bis 20
Gesundheit, zum Beispiel Rückentraining	12 bis 20	10 bis 20
Kraftausdauer	15 bis 25	15 bis 25

1.2.4 Wie viele Serien muss ich pro Übung durchführen?

In den ersten Wochen eines Trainings ist es für den Trainingsanfänger ausreichend, wenn er zwei Serien pro Übung durchführt. Eine deutliche (aber nicht vollständige) Ermüdung der Muskulatur am Ende der zweiten Serie ist dabei effektiv und wünschenswert. Nach 4–8 Wochen sollte dann auf eine Anzahl von **drei Serien pro Übung** umgestellt werden. Der Muskel sollte am Ende der dritten Serie stark ermüdet sein. Fortgeschrittene trainieren ebenfalls mit drei, maximal vier Serien. Mehr als 3–4 Serien bringen in der Regel keinen Zusatznutzen. Gelegentlich wird in Fitness-Medien ein Einsatz-Training (d. h. nur eine Serie pro Übung) empfohlen. Dies ist aber nur unter bestimmten Voraussetzungen sinnvoll und kann viele positive Nebeneffekte eines Krafttrainings wie auf den Energiestoffwechsel, die Gewebemobilisation und die allgemeine Gesundheit nicht so effektiv bewirken wie ein Mehrsatz-Training. Ich empfehle daher grundsätzlich 2–3 Serien pro Übung.

1.2.5 Wie lange sind die Pausen zwischen den Serien innerhalb einer Übung?

Zwischen jeder Serie einer Übung sollte eine kurze Pause eingelegt werden, um dem Muskel eine Erholung zu ermöglichen. Über die optimale Dauer einer solchen Pause gibt es kaum fundierte Erkenntnisse. In der Trainingspraxis haben sich Pausenzeiten zwischen 30 und 120 Sekunden bewährt. **Ich empfehle dem Trainingseinsteiger eine Pause von 30–60 Sekunden einzuhalten.** Man kann die Pause aktiv überbrücken, wenn man beispielweise eine Dehnungsübung für eine andere Muskelgruppe durchführt. Bitte nicht den zuvor trainierten Muskel dehnen, da dieser sich sonst nicht optimal erholen kann. Wenn das Training härter und intensiver geworden ist (Fortgeschrittenenstatus) sollten die Pausen auf **1–2 Minuten** ausgedehnt werden.

1.2.6 Wie oft in der Woche muss ich trainieren?

Im Krafttraining ist eine Trainingshäufigkeit von **zweimal pro Woche** für einen bestimmten Muskel ausreichend für einen effektiven Trainingsfortschritt. Wer dreimal pro Woche eine bestimmte Muskelgruppe trainiert, kommt etwas schneller voran. Das optimale Aufwand-Nutzen-Verhältnis liegt allerdings bei zwei Einheiten pro Woche, wobei zwischen den beiden Einheiten mindestens ein Erholungstag liegen sollte. Optimal ist eine gleichmäßige Verteilung, zum Beispiel Training am Montag und Donnerstag oder am Mittwoch und Sonntag. Die dazwischenliegenden Ruhetage sind wichtig, damit sich der Muskel vom Training erholen sowie Aufbaureize verarbeiten (»Der Muskel wächst in der Ruhephase«) und eine Überlastung vermieden werden kann. Wer seinen Körper »aufteilt« – also ein so genanntes »Split-Training« durchführt (zum Beispiel montags Beine trainiert, dienstags die Arme) – achtet ebenfalls auf zwei Trainingseinheiten pro Woche und die notwendigen Erholungstage für jede zu kräftigende Muskelpartie. **Man kann also täglich trainieren, aber nicht täglich die gleiche Muskelgruppe!**

Hier ein Beispiel für ein »Split-Training« mit zwei alternierenden Plänen für vier Trainingstage pro Woche (vgl. auch die Mustertrainingspläne auf den Seiten 134 bis 137).

Programm »A« für die Trainingstage Montag und Donnerstag (z. B. 7 Übungen)
- Oberschenkel
- Waden
- Hüfte/Gesäß
- Bauch- und tiefe Rückenmuskulatur

Programm »B« für die Trainingstage Dienstag und Freitag (z. B. 7 Übungen)
- Brust
- Latissimus
- Oberarme (Bizeps, Trizeps)
- Schultern

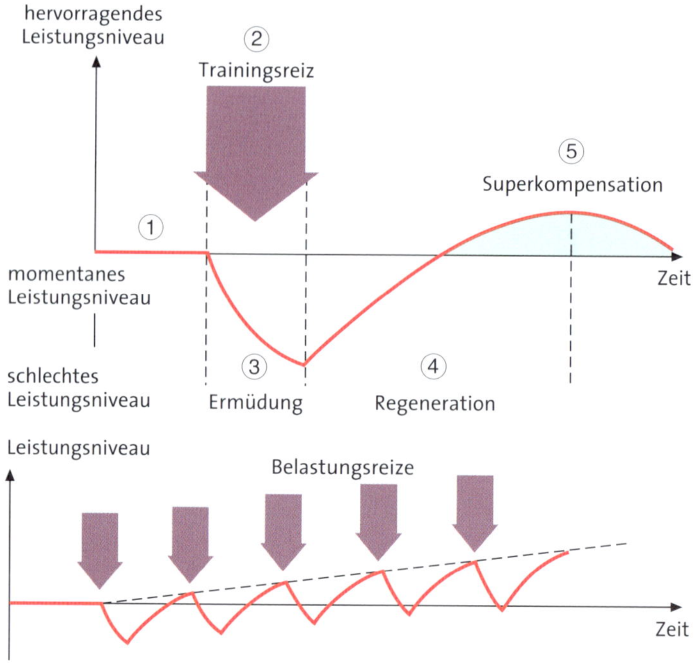

Modell der Superkompensation
Die rote Kurve in der oberen Darstellung zeigt an, wie die Leistungsfähigkeit während eines Trainings durch Ermüdung oder Gewebeverschleiß abnimmt, um in der nachfolgenden Ruhephase durch die Wiederherstellungsprozesse des Körpers nicht nur zum ursprünglichen Niveau zurückzukehren, sondern sogar ein höheres zu erreichen. Erfolgt in der Phase der erhöhten Leistungsfähigkeit ein erneuter überschwelliger Trainingsreiz, kommt es zu einer fortschreitenden Verbesserung der Leistungsfähigkeit (untere Darstellung). Ist die Pause bis zur nächsten Trainingseinheit zu lang, verpufft der Trainingseffekt und die Leistungsfähigkeit erreicht wieder ihren ursprünglichen Stand.

EXKURS: Das Modell der Superkompensation

Das Modell der Superkompensation macht den Wirkungsmechanismus von Training und Leistungssteigerung verständlich. Das Modell gilt zwar nicht für *alle* Reaktionen auf Trainingsreize, aber zumindest für die im Krafttraining relevanten Anpassungen des Stoffwechsels (z. B. durch Vermehrung der Energiespeicher im Muskel) und für das Muskelwachstum, das im Wesentlichen auf der Vermehrung von krafterzeugenden Proteinfäden in der Muskelfaser beruht. Das Modell erklärt sich wie folgt: Trifft ein ungewohnt hoher Belastungsreiz auf den Muskel (Training!), wird dieser hierdurch ermüdet, d. h. seine Leistungsfähigkeit sinkt. Nach dem intensiven Training ist man also zunächst schwächer als zuvor. In der nachfolgenden Ruhephase (Regeneration!) stellt der Muskel seine Leistungsfähigkeit wieder her, z. B. durch die Einlagerung von Energieträgern aus dem Blut oder durch Aufbau neuer Proteinfäden. Da der Muskel jedoch für den nächsten derart hohen Reiz besser gerüstet sein soll, wird nicht nur der alte Zustand wiederhergestellt, sondern eine etwas erhöhte Leistungsbereitschaft (Superkompensation!), die über einen gewissen Zeitraum erhalten bleibt. Kommt in diesem Zeitraum ein neuer Trainingsreiz, kann der Muskel seine erhöhte Leistungskapazität nutzen. Ist der Reiz wiederum stark ermüdend, setzt der Mechanismus der Superkompensation erneut ein. Daher sind Ruhephasen zwischen Trainingsreizen für den gleichen Muskel notwendig. Andererseits dürfen die Trainingspausen nicht zu lang sein, da nach ca. 7–10 Tagen die erhöhte Leistungsbereitschaft wieder abgebaut wird.

Zusammenfassung der methodischen Empfehlungen:

- Trainiere mit ca. 6–10 Übungen alle großen Muskelgruppen des Körpers.
- Trainiere für die Zielsetzung Kraft- und Muskelaufbau mit 10–12 Wiederholungen pro Serie.
- Führe drei (Einsteiger zwei) Serien pro Übung durch.
- Lege nach jeder Serie eine Pause von 1–2 (Einsteiger 0,5–1) Minuten ein.
- Trainiere jede Muskelgruppe, die trainiert werden soll, zweimal pro Woche mit mindestens einem Erholungstag dazwischen.

1.3 Der Nutzen

Ein langfristig angelegtes Krafttraining mit Hanteln hat zahlreiche positive Effekte auf Fitness und Gesundheit. Die Muskeln werden kräftiger, was die sportliche Leistungsfähigkeit und die Belastbarkeit im Alltag steigert. Die veränderte Spannung der Muskulatur, das Muskelwachstum und die Fettreduktion im Gewebe verbessern die Körperhaltung und das Aussehen. Knochen, Sehnen, Bänder und Knorpel werden widerstandsfähiger, was in Verbindung mit der muskulären Gelenksicherung die Verletzungsanfälligkeit in Sport und Alltag reduziert. Durch das Bewegen in ungewohnten Gelenkstellungen steigert sich die Beweglichkeit und die Stoffwechselanregung erhöht den Energieverbrauch und verbessert die Versorgung der Körpergewebe mit Nährstoffen. Durch die Muskelaktivität werden vermehrt Immunfaktoren in den Körper ausgeschüttet, die das Abwehrsystem stärken und den Schutz vor Zivilisationskrankheiten wie Bluthochdruck, Herzerkrankungen, Diabetes (Zuckerkrankheit) und einigen Krebsarten fördern. Rückenschmerzen und andere Gelenkprobleme werden durch eine sorgfältige Auswahl sinnvoller Übungen und ein gut dosiertes Aufbautraining günstig beeinflusst.

Schon ein zweimaliges Training pro Woche kann viele der genannten Effekte bewirken. Allerdings dauert es mehrere Wochen regelmäßigen Trainings bis sich erste Effekte spüren und sehen lassen. Erst nach drei Monaten regelmäßigen Trainings sollte man eine erste kleine Bilanz ziehen. In Ergänzung zum Krafttraining empfehlen sich körperliche Aktivitäten, die die Herz-Kreislauf-Ausdauer fördern. Krafttraining trainiert zwar sehr gut die Blutgefäße, aber der Herzmuskel sollte durch Aktivitäten wie zügige Spaziergänge, Wandern, Jogging, Radfahren oder Schwimmen gestärkt werden. Die Effekte eines Krafttrainings auf den Herzmuskel sind zu gering, um auf solche Bewegungsformen verzichten zu können. Zu einem umfassenden Fitnesstraining gehört immer eine Kombination von Kraft- und Ausdauerbelastungen.

1.4 Trainingsbegleitende Maßnahmen

Es ist wichtig darauf hinzuweisen, dass es einige trainingsbegleitende Maßnahmen gibt, die die Effektivität des Trainings verstärken beziehungsweise abschwächen können. **Eine vollwertige, vitamin- und vitalstoffreiche Ernährung mit ausreichend Protein (möglichst etwa 1,5 bis 2,0 Gramm pro Kilogramm Körpergewicht) ist wichtig, um den Trainingsreiz in den Aufbau von Muskelsubstanz umzusetzen.** Wenn genügend natürliche Proteinquellen in der Nahrung vorhanden sind (zum Beispiel Milch, Käse, Quark, Fleisch, Fisch und Eier) kann man auf »künstliche« Produkte wie Proteinshakes und Proteinriegel verzichten.

Eine stark kalorienreduzierte Diät behindert den Muskelaufbau und Leistungszuwachs; ebenso eine vitalstoffarme, fettreiche Kost (zum Beispiel Fastfood). Neben der Nahrungszufuhr sollte man außerdem auf eine ausreichende Trinkmenge achten, insbesondere an Trainingstagen, wenn der Körper durch das Schwitzen mehr Flüssigkeit verliert. Eine Trinkmenge von etwa zwei Litern täglich ist normalerweise angemessen, möglichst Mineralwässer oder Fruchtsaftschorlen mit wenig Kohlensäure. Eine Schorle mit 1/3 Fruchtsaft und 2/3 Mineralwasser ergibt ein gutes Sportgetränk. Stilles Wasser ist allerdings am besten bekömmlich. Proteinshakes ergänzen sinnvoll die Nährstoffzufuhr, gelten aber eher als Nahrungsmittel und nicht als Getränk. An warmen Tagen oder bei individuell starker Schwitzneigung muss mehr getrunken werden.

Wer seine Leistungsfähigkeit entwickeln möchte, sollte auch auf ausreichend Schlaf achten. 7–8 Stunden sind bei körperlich aktiven Menschen wünschenswert.

Als die drei Säulen des Trainingserfolgs gelten:

- das Training selbst
- eine gesunde Ernährung
- ein ausreichendes Schlafpensum

EXKURS: Protein (Eiweiß) und Muskelaufbau

Der Körper benötigt für den Aufbau von Muskeln verschiedene Aminosäuren als Bausteine. Einige davon kann er selbst herstellen, andere – die neun »essentiellen Aminosäuren« – muss er über die Nahrung zugeführt bekommen. Proteine (auch: Eiweiß) in Nahrungsmitteln enthalten verschiedene Kombinationen von Aminosäuren. In tierischen Produkten (Milch, Eier, Fisch, Fleisch) sind besonders günstige Kombinationen, so dass ihre so genannte »Wertigkeit« für den Körper höher ist als bei pflanzlicher Nahrung (Obst, Gemüse, Getreide). Am Besten ist jedoch eine Mischung aus pflanzlichen und tierischen Proteinen. Für einen effektiven Muskelaufbau wird empfohlen, pro Kilogramm Körpergewicht und Tag 1,5 bis 2,0 Gramm Protein zuzuführen. Für einen 70-Kilogramm-Menschen bedeutet das eine empfohlene Proteinzufuhr von 105–140 Gramm täglich. Diese Menge kann man durch die normale Ernährung erhalten, sofern man täglich proteinreiche Nahrungsmittel auf dem Speisezettel hat. Wer bei sich allerdings eine eher proteinarme Kost erkennt bzw. vermutet, kann durch Proteinshakes oder Proteinriegel eine Ergänzung vornehmen. Proteinshakes sind mittlerweile in jedem größeren Lebensmittelgeschäft erhältlich, besonders hochwertige Produkte allerdings vor allem im Fachhandel. Shakes enthalten meist eine günstige Kombination tierischer Proteine (z. B. Milcheiweiß, Eiprotein) und haben nichts mit Dopingmitteln gemein. Gesundheitlich sind sie weitgehend unbedenklich. Lediglich die häufig zugesetzten Süßstoffe sind bei hoher Zufuhr umstritten (diese Süßstoffe sind allerdings auch in vielen »Light«-

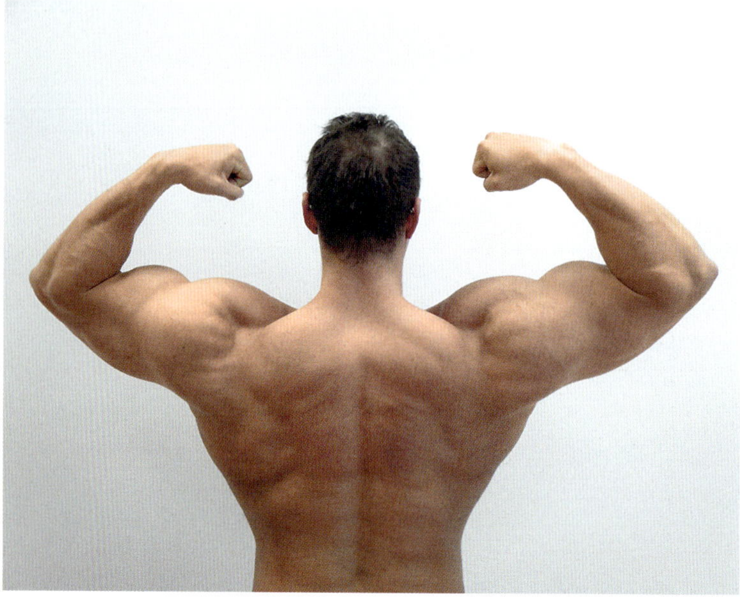

Die extreme Muskelmasse von Bodybuildern ist das Ergebnis von sehr hartem, meist täglichem (Split-) Training und ausgeklügelten Ernährungsplänen mit einem hohen Proteinanteil.

Produkten wie Limonaden, Sportgetränken und Kaugummis enthalten). Proteinriegel sind ebenfalls heutzutage vielerorts erhältlich und sind zuckerhaltige Schokoriegel mit besonders hohem Proteinanteil (ca. 30–50%). Auch sie sind grundsätzlich gesundheitlich unbedenklich. Früher dachte man, eine sehr hohe tägliche Proteinzufuhr würde der Gesundheit schaden, insbesondere den Nieren und Knochen. Dies ist heutzutage weitgehend widerlegt. Man sollte allerdings bei hohem Proteinkonsum viel trinken und auf eine ausreichende Kalziumzufuhr (z.B. Milchprodukte) achten. Für Nierenkranke birgt eine hohe Proteinzufuhr allerdings gesundheitliche Risiken. In der folgenden Tabelle sieht man eine Auflistung proteinreicher Nahrungsmittel. Da man üblicherweise versucht, die notwendige Proteinzufuhr ohne eine hohe Fettzufuhr zu erreichen, ist zusätzlich der Fettgehalt angegeben.

Nahrungsmittel	**Proteingehalt in Gramm pro 100 Gramm**	**Fettgehalt in Gramm pro 100 Gramm**
Milch, 1,5% Fett	3,4	1,5
Magerquark	12	0,2
Schnittkäse, 40–50% Fett	23 bis 25	22 bis 28
Körniger Frischkäse	10	5
Sojakäse (Tofu)	8 bis 10	5
Thunfisch (in Dosen, ohne Öl)	26	1
Heringsfilet	18	15
Forellenfilet, geräuchert	19	3
Seelachsfilet, frisch	18	1
Lachs, frisch	20	14
Haferflocken	14	7
Hähnchenbrustfilet	24	1
Schweinefilet, Rinderfilet	21	3
Ei, 1 Stück	7	6

Anm.: Obst und Gemüse haben generell einen sehr niedrigen Proteingehalt von 0,2 bis 2,0 Gramm/100 Gramm.

1.5 Verletzungen und Überlastungen vermeiden

Ein Krafttraining mit Hanteln wird die Gesundheit, Vitalität und Leistungsfähigkeit steigern, sofern es richtig durchgeführt wird. Zu Überlastungen und Verletzungen kommt es meist nur dann, wenn Fehler in der Übungsausführung und/oder in der Dosierung des Trainings gemacht werden. Ein zu schnelles Steigern der Gewichte, ruckartige Bewegungen statt einer kontrollierten Ausführung und Fehlhaltungen oder falsche Bewegungsausführungen sind häufige Gründe, warum es durch das Training zu Beschwerden kommen kann. Doch keine Angst! Meist bedarf es grober Fahrlässigkeiten, um tatsächlich Schmerzen zu provozieren.

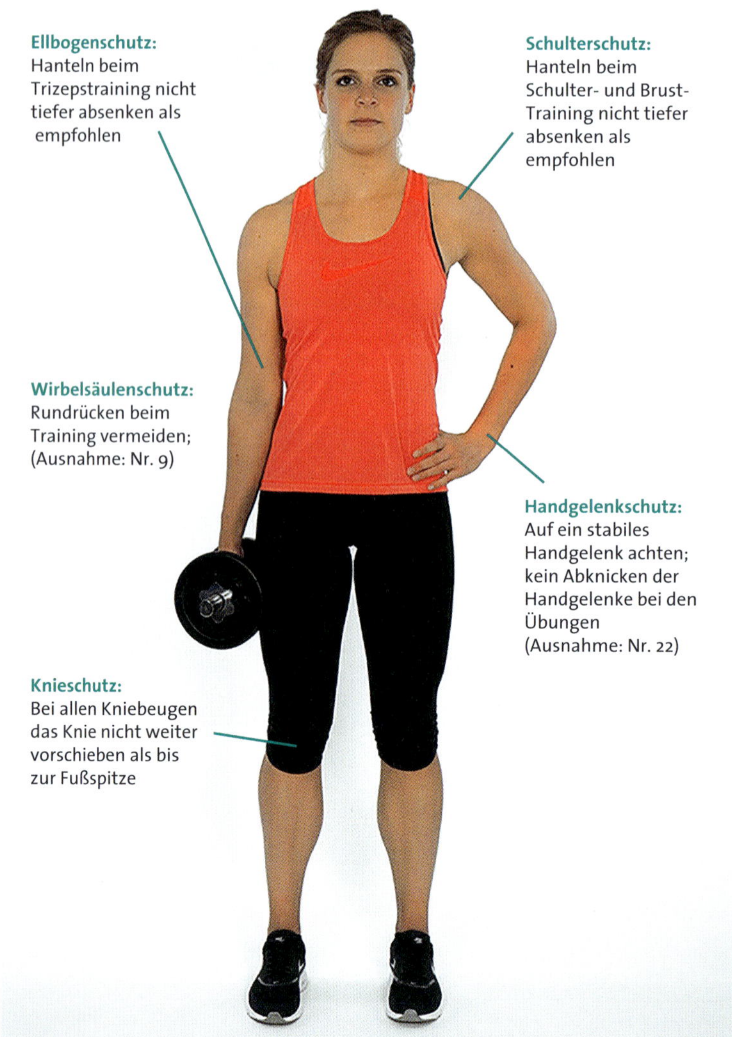
Ellbogenschutz:
Hanteln beim Trizepstraining nicht tiefer absenken als empfohlen
Schulterschutz:
Hanteln beim Schulter- und Brust-Training nicht tiefer absenken als empfohlen
Wirbelsäulenschutz:
Rundrücken beim Training vermeiden; (Ausnahme: Nr. 9)
Handgelenkschutz:
Auf ein stabiles Handgelenk achten; kein Abknicken der Handgelenke bei den Übungen (Ausnahme: Nr. 22)
Knieschutz:
Bei allen Kniebeugen das Knie nicht weiter vorschieben als bis zur Fußspitze

Tipps zum Schutz der beim Kurzhanteltraining belasteten Gelenke.

Wenn man folgende Tipps berücksichtigt, sinkt das Überlastungsrisiko und man wird viel Freude an den Früchten des Trainings haben:

- Lies die Übungsanleitungen sorgfältig durch und halte dich an die Anweisungen.
- Sorge dafür, dass die Hantelscheiben während der Übung nicht von der Stange fallen können (Sicherheitskontrolle vor jedem Training beziehungsweise nach jedem Scheibenwechsel).
- Führe die Bewegungen langsam und kontrolliert durch und vermeide ruckartige Bewegungen.
- Steigere die Gewichte in kleinen Schritten und trainiere mindestens 3- bis 5-mal mit dem »neuen« Gewicht ehe erneut gesteigert wird.
- Wärme dich vor dem Training auf (siehe Kapitel 2.2).
- Lege nach jedem intensiven Training (mindestens) einen Ruhetag (= trainingsfreien Tag) für den trainierten Muskel ein.
- Wende keine Übungen an, die während des Trainings in den Gelenken Schmerzen auslösen.
- Trainiere nicht bei Krankheit oder nach dem Konsum von Alkohol oder Drogen.
- Trainiere ausgewogen alle großen Muskelgruppen des Körpers.
- Reduziere die Trainingsgewichte, wenn du längere Zeit (mehrere Wochen) nicht trainiert hast.
- Vermeide einen gekrümmten Rücken beim Training (Fehlhaltung!), halte die Wirbelsäule gemäß ihren natürlichen Schwingungen (siehe nachfolgendes Kapitel).

1.5.1 Die Wirbelsäulenhaltung beim Training

Bei allen hier vorgestellten Hantelübungen (außer Rumpfseitbeugen) wird der Rücken gestreckt gehalten, das heißt die Wirbelsäule wird in ihrer doppel-S-förmigen Grundhaltung (aufrechter Stand) stabilisiert. **Eine übermäßige Hohlkreuzbildung sollte ebenso vermieden werden wie ein runder Rücken.** Es könnte ansonsten zu Überlastungen der Wirbelsäule kommen. Bei Übungen in vorge-

Diese Abbildung zeigt die drei typischen Wölbungen einer normalen Wirbelsäule in der Seitenansicht: im Lendenwirbelbereich eine Wölbung nach innen, im Brustwirbelbereich nach außen, im Halswirbelbereich nach innen. Diese natürlichen Schwingungen versucht man im Hanteltraining sowohl im aufrechten Stand wie auch in vorgenigten Positionen einzuhalten.

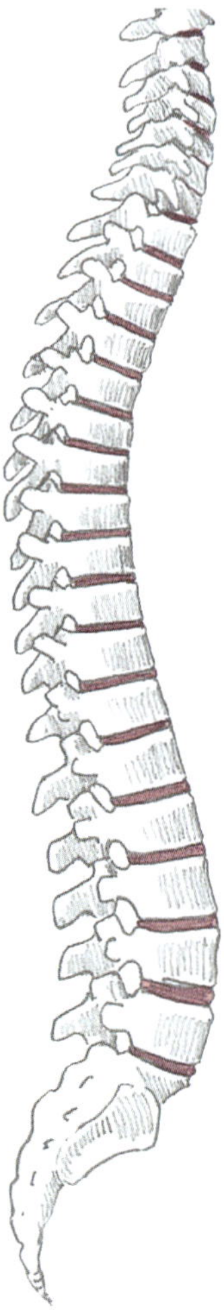

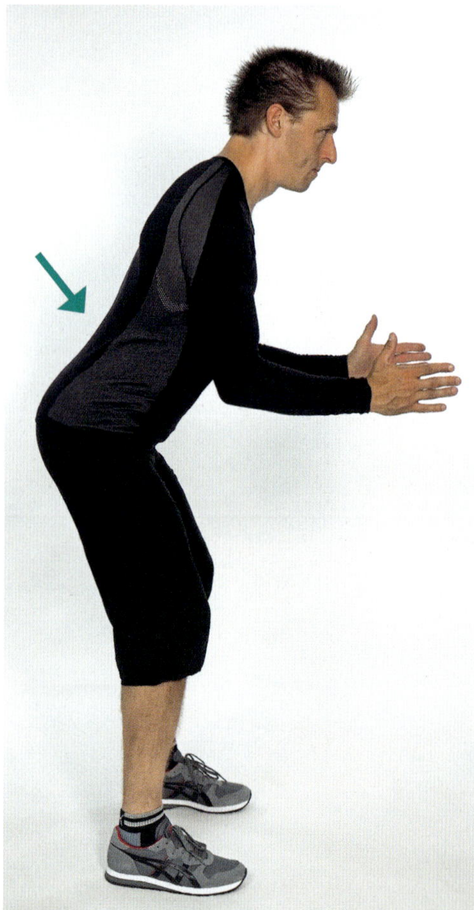

Die optimale Vorneigung zeigt eine leichte Einwölbung im Lendenwirbelbereich: die physiologische Lordose.

neigter Position (zum Beispiel Kniebeugen, Kreuzheben, Seitheben vorgeneigt) ist die Stabilisation in der gestreckten Haltung häufig besonders schwierig. Eine Kontrolle durch einen Spiegel oder durch einen Trainingspartner ist am Anfang für Trainingseinsteiger hilfreich. Die drei unten stehenden Abbildungen zeigen die optimale Position der Wirbelsäule in Vorneigung und zwei typische fehlerhafte Ausführungen.

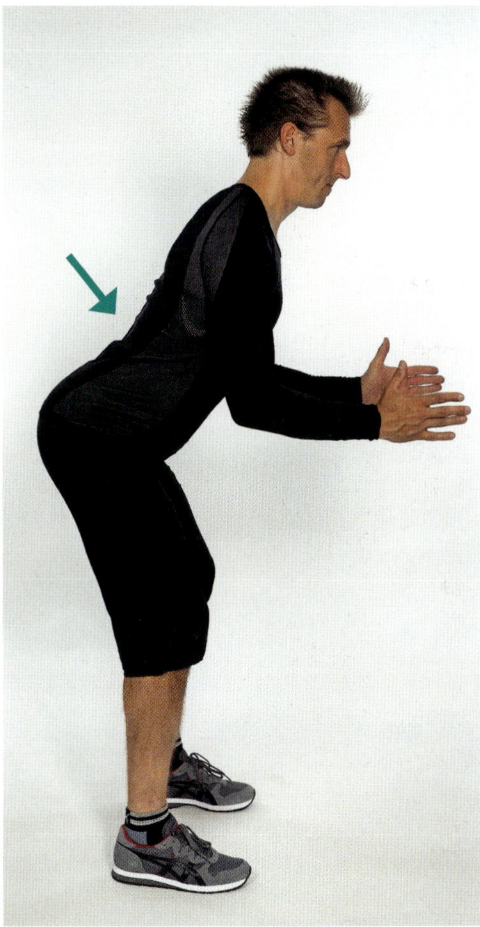

Diese Abbildung zeigt eine deutliche Überstreckung der Wirbelsäule, d. h. eine ungünstige Hohlkreuzbildung.

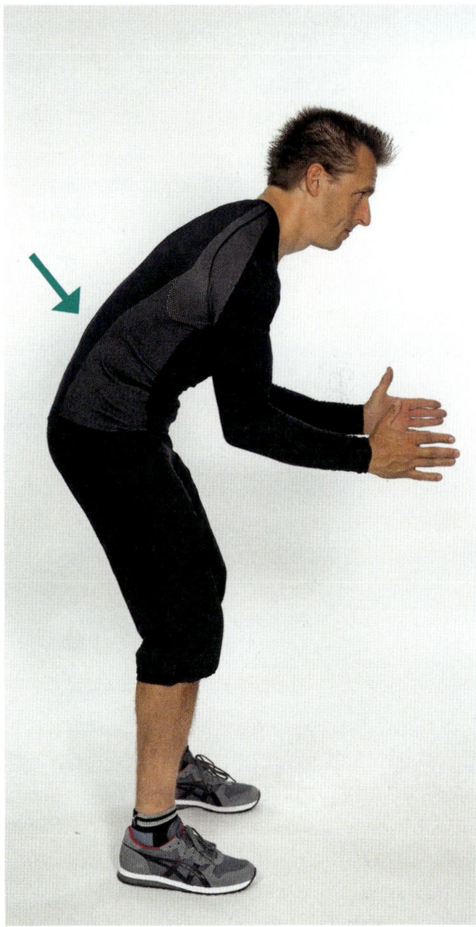

Diese Abbildung zeigt eine Rundrückenhaltung, die beim Hanteltraining schnell zur Überlastung des Rückens führen kann.

1.5.2 Die Atmung beim Training

Während der Übungen sollte im Rhythmus der Bewegung geatmet werden. Dabei erfolgt die **Ausatmung in der anstrengenden Phase**, das heißt wenn die Hantel gegen die Schwerkraft bewegt wird. **In der absenkenden Phase wird wieder eingeatmet.** Vermeide die Luft anzuhalten (keine Pressatmung!). Nur bei Übungen mit sehr schweren Gewichten, die eine maximale Rumpfstabilität erfordern, kann das Luftanhalten genutzt werden, um den Körper besser zu stabilisieren. Im Anfängertraining kommt diese Art an Belastungen allerdings normalerweise nicht vor. Insbesondere wenn man einen zu hohen Blutdruck hat, sollte auf die regelmäßige Atmung geachtet und eine Pressatmung vermieden werden, um den Gefäßdruck niedrig zu halten.

1.5.3 Was tun bei Muskelkater?

Ein Muskelkater ist eine harmlose Begleiterscheinung eines intensiven Krafttrainings und tritt häufig am nächsten Tag nach ungewohnten Belastungen auf. Er kann ein bis drei Tage (selten länger) andauern. Ein Muskelkater ist **keine** Notwendigkeit für ein effektives Training. Insbesondere trainierte Menschen bekommen nicht so schnell einen Muskelkater, obwohl sie effektiv trainieren. Außerdem ist die Neigung zum Muskelkater auch individuell verschieden. Muskelkater ist letztendlich weder schädlich noch notwendig. Man kann den Muskelschmerz häufig durch warme Wannenbäder und ein lockeres Durchbewegen der schmerzenden Muskeln lindern. **Intensive Dehnübungen oder ein hartes Training auf die »verkaterte« Muskulatur sind nicht empfehlenswert.** Ein »verkaterter« Muskel ist noch in der Erholungsphase und noch nicht bereit, neue intensive Belastungsreize zuzulassen und zu verarbeiten. Bei wiederholtem intensiven Training noch »verkaterter« Muskeln ist eine Überlastung dieser Muskeln möglich: Es kommt zu einem so genannten Übertraining. Ein Leistungsfortschritt ist kaum mehr möglich und das Verletzungsrisiko steigt. Das Training anderer Muskelgruppen, die nicht »verkatert« sind, ist aber ohne Weiteres möglich.

EXKURS: Von 15 bis 99 – Hanteltraining und Lebensalter

Grundsätzlich muss ein Hanteltraining immer dem Alter, dem Trainingszustand und individuellen Besonderheiten (z. B. bestimmten Erkrankungen) angepasst werden, damit es positiv wirkt. Krafttraining ist bereits im Vorschulalter möglich, da sich auch der kindliche Muskel bereits an höhere Belastungen anpassen kann. Krafttraining im Kindesalter sollte allerdings überwiegend spielerisch erfolgen, z. B. durch Bewegungsformen mit dem eigenen Körpergewicht oder leichten Medizinbällen. Den frühesten, sinnvollen Zeitpunkt zum Beginn eines Hanteltrainings zur Verbesserung der körperlichen Fitness wie es in diesem Buch beschrieben wird, sehe ich ab dem 15. Geburtstag. Der Jugendliche ist jetzt normalerweise in der Lage, Bewegungsanweisungen zu verstehen und umzusetzen. Der Körper ist in diesem Alter gut belastbar, auch wenn die Wachstumszonen noch nicht verknöchert sind. Ein Schaden ist bei sorgfältiger Befolgung der Trainingsanweisungen nicht zu befürchten. Auf die saubere Durchführung der Bewegungen ohne Schwung und ohne Abfälschen ist aber immer gesondert zu achten. Auf eine völlige Erschöpfung des Muskels am Ende einer Übung sollte verzichtet werden, bis der Jugendliche einige Monate Trainingserfahrung gesammelt hat und in der Lage ist, die Bewegungen trotz starker muskulärer Ermüdung sauber durchzuführen. Die Gewichte sollten nur so schwer sein, dass mindestens 10 (beim Anfänger 15) saubere Wiederholungen in einer Serie möglich sind. Bei der Furcht vor einer Überlastung ist immer zu bedenken, dass durch Sprünge oder andere Belastungen des Schul- oder Vereinssports meist höhere mechanische Kräfte auf die Gelenke und die Wirbelsäule einwirken als bei einem korrekt durchgeführten Hanteltraining.

Es ist allerdings ratsam, dass der jugendliche Anfänger einen trainingserfahrenen Berater oder zumindest einen interessierten Erwachsenen zur Seite hat, der die ersten Trainingseinheiten begleiten kann.

Zur Frage einer Altersgrenze nach oben kann man klar sagen, dass hier theoretisch keine Grenzen gesetzt sind. Heißt doch der im Gesundheitswesen oft zitierte Spruch: »Turne bis zur Urne«. Ein Hanteltraining kann auch im höchsten Lebensalter noch betrieben werden, um dem Verfall der körperlichen Leistungsfähigkeit – oft verbunden mit einem Verlust der Selbständigkeit – entgegenzuwirken.

Da die Beweglichkeit im hohen Alter oft eingeschränkt ist, sei es durch Gelenkschmerzen (z. B. Arthrose) oder durch einen Mangel an vielfältigen Bewegungsanforderungen, können manche Übungen nicht über die volle Bewegungsbahn durchgeführt werden. Diese muss dann, gemäß dem individuellen Leistungsvermögen, angepasst werden.

Wenn man unter ernsthaften Erkrankungen leidet, sollte man vor der Aufnahme des Hanteltrainings den Hausarzt/Facharzt befragen, ob gesundheitliche Bedenken bestehen.

Besondere Vorsicht ist z. B. bei Erkrankungen des Herz-Kreislauf-Systems (z. B. koronare Herzkrankheit) angezeigt. Patienten mit ernsthaften Erkrankungen sollten – sofern es ärztlich erlaubt ist – ein Krafttraining unter der Anleitung von Fachleuten (z. B. Sport- und Physiotherapeuten) erlernen, um es dann in Eigenregie selbständig weiterführen zu können, ohne sich zu schaden.

2. Praxisteil

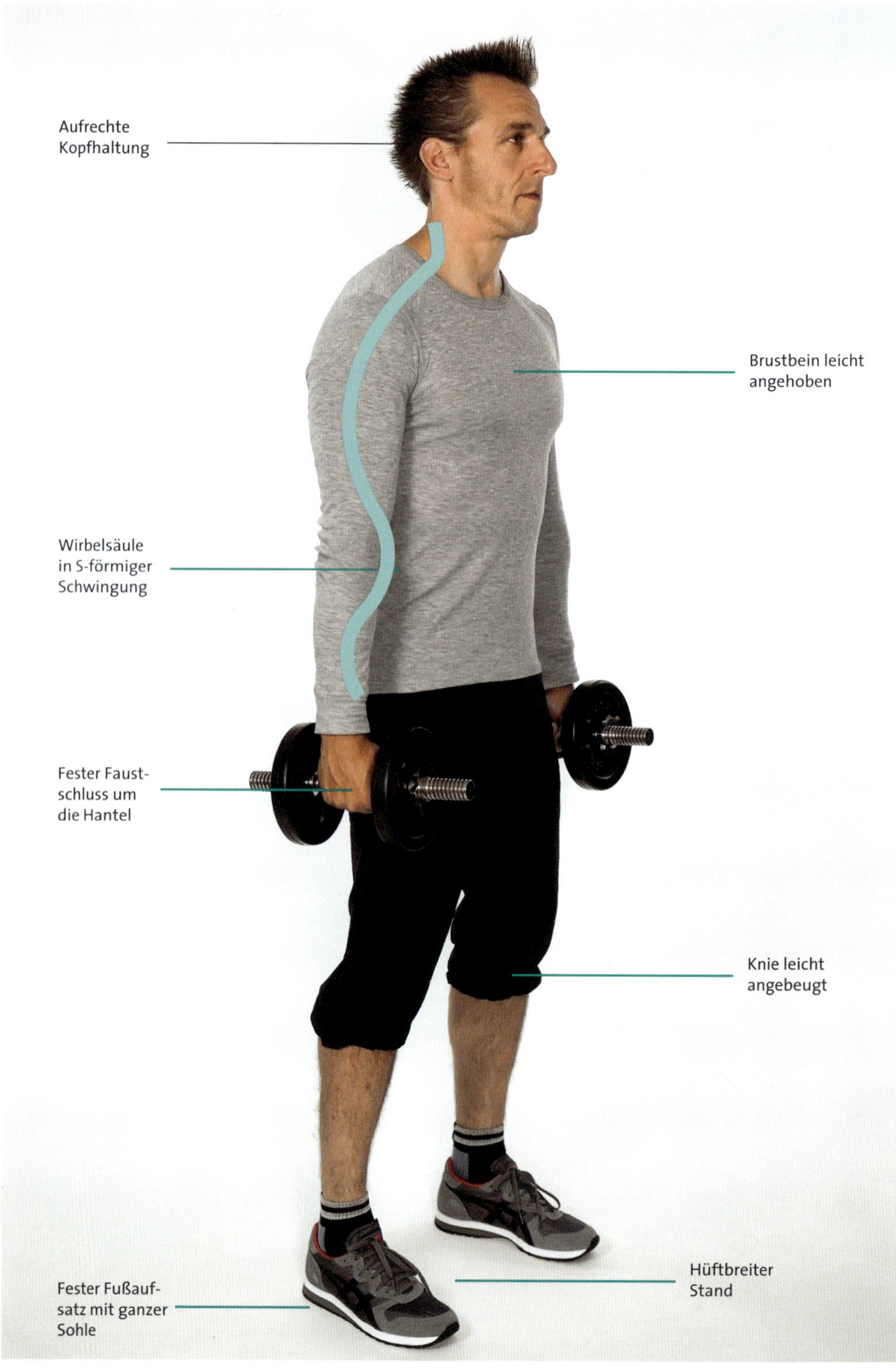
Aufrechte Kopfhaltung
Brustbein leicht angehoben
Wirbelsäule in S-förmiger Schwingung
Fester Faustschluss um die Hantel
Knie leicht angebeugt
Hüftbreiter Stand
Fester Fußaufsatz mit ganzer Sohle

2.1 Die Grundhaltung bei Übungen im aufrechten Stand

Zahlreiche Hantelübungen werden im aufrechten Stand durchgeführt.

Beachten sollte man hierbei folgende Hinweise:

- Die Wirbelsäule wird in ihrer doppel-S-förmigen Normalstellung fixiert (vgl. Kap. 1.5.1).
- Die Füße stehen mit ganzer Sohle fest am Boden.
- Die Standbreite ist hüftbreit oder etwas breiter.
- Die Knie sind nicht durchgedrückt, sondern ganz leicht angebeugt.
- Das Brustbein ist leicht angehoben, wodurch die Schultern nicht nach vorn hängen können.
- Eine leichte Spannung zwischen den Schulterblättern unterstützt die gute Positionierung der Schultern.

2.2 Aufwärmen und Beweglichkeitsübungen

Das Aufwärmen vor dem Training soll die Leistungsbereitschaft erhöhen und Verletzungen vorbeugen. Für ein Hanteltraining der hier vorgestellten Art konzentriert man sich praktischerweise auf ein Durchbewegen derjenigen Gelenke und Muskeln, die im Training zum Einsatz kommen. Ein 10–15-minütiges »allgemeines Aufwärmen« mit hoher aerober Komponente, zum Beispiel Radfahren, Jogging, Aerobic oder ähnliches, wie es bei vielen Sportarten vorweg betrieben wird, schadet nicht, muss jedoch nicht zwingend investiert werden, um den angestrebten Erfolg des Hanteltrainings zu sichern.

Nachfolgend wird ein Beispiel für ein kurzes Aufwärmprogramm vorgestellt, das seinen oben genannten Zweck erfüllt und auf engem Raum ohne zusätzlichen Materialaufwand durchgeführt werden kann. Es ist eine Kombination aus der aerob-aktivierenden Übung »Marschieren auf der Stelle«, drei Dehnungsübungen und einer Übung zur Rumpfmuskelaktivierung. Neben dem Aufwärmeffekt verbessern diese Übungen bei untrainierten Personen auch die Beweglichkeit in der Hüfte und im Schultergürtel. Geht man nach der Tabelle Seite 46 vor, dauert dieses Aufwärmprogramm etwa 7–8 Minuten. Wenn allerdings ohnehin ein Fahrrad- oder Ruderergometer oder vielleicht ein so genannter Crosstrainer beziehungsweise Stepper zur Verfügung steht, kann das Aufwärmen auch auf diesen Geräten erfolgen (zum Beispiel 5–10 Minuten), am besten in Kombination mit den hier vorgestellten Dehnübungen.

Aufwärmübung 1: Marschieren auf der Stelle

Ausführung: Im Prinzip wird eine normale Gehbewegung durchgeführt, das heißt, wenn der rechte Fuß gehoben wird, pendelt der linke Arm nach vorn und umgekehrt. Man bewegt sich allerdings nicht vorwärts, sondern bleibt am gleichen Ort.

Um die Übung für den Sport zu nutzen, intensiviert man die Bein- und Armarbeit: Die Knie werden deutlich höher gezogen als beim normalen Gehen (bei intensiver Durchführung bis zur Waagerechten, also 90°-Hüftwinkel). Die Arme sind im Ellbogen auf 90° fixiert und pendeln kräftig aus der Schulter vor- und zurück (ca. 45° nach vorn und 45° nach hinten). Achte darauf die Füße weich aufzusetzen und nicht »zu trampeln«. Versuche in allen Körperregionen Spannung zu halten: stabiler Rumpf, aktive Spannung in den leicht gespreizten Fingern beziehungsweise fester Faustschluss, aktive Fußarbeit.

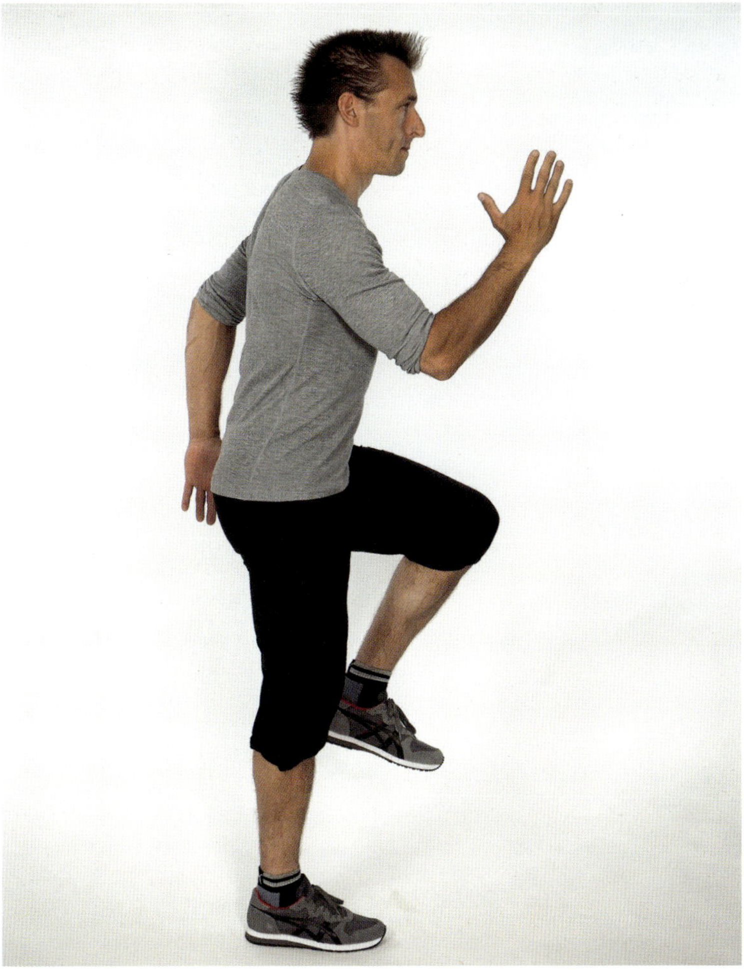

Aufwärmübung 2: Dehnung der Oberschenkelvorderseite

Ausführung: Im aufrechten Stand greift die Hand das gleichseitige Fußgelenk und zieht den Unterschenkel nach hinten oben. Der Oberschenkel sollte möglichst senkrecht nach unten zeigen. Verharre für etwa 10 Sekunden in dieser Position. Dann wird die Seite gewechselt. Wenn man noch nicht beweglich genug ist, legt man ein Handtuch als Schlinge um den Knöchel und zieht dann den Fuß mittels des Handtuchs nach hinten oben. Bei der Durchführung der Übung sollte ein leichtes bis deutliches Ziehen im vorderen Oberschenkel zu spüren sein.

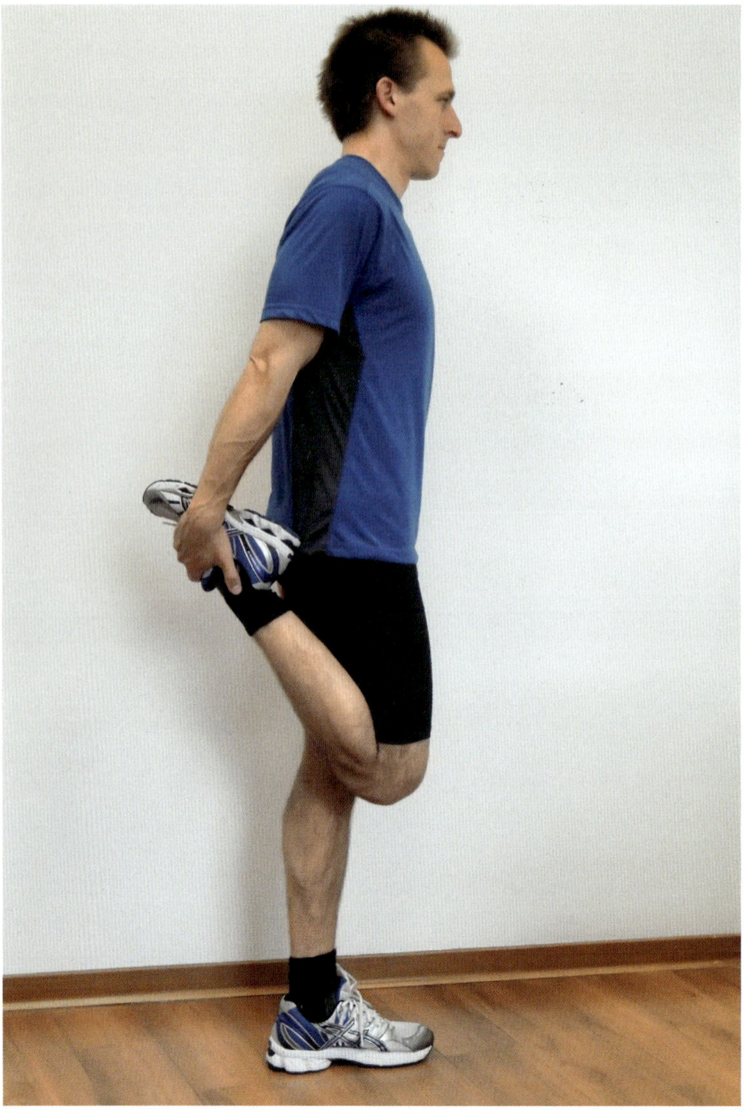

Aufwärmübung 3: Dehnung der Oberschenkelrückseite

Ausführung: Die Ferse des rechten Beins wird auf eine erhöhte Fläche (zum Beispiel Stuhl, Bank) gesetzt. Die Fußspitze wird nicht hochgezogen, sondern fällt leicht nach vorn (entspannte Schienbeinmuskulatur!). Das rechte Knie ist leicht gebeugt. Die Hände liegen locker hüftnah auf dem Oberschenkel. Der Rücken ist gestreckt (physiologische Lordose). Schiebe das Gesäß nach hinten, so dass ein leichtes bis deutliches Ziehen am hinteren rechten Oberschenkel zu spüren ist. Halte die Dehnung für 10 Sekunden. Dann wird die Seite gewechselt.

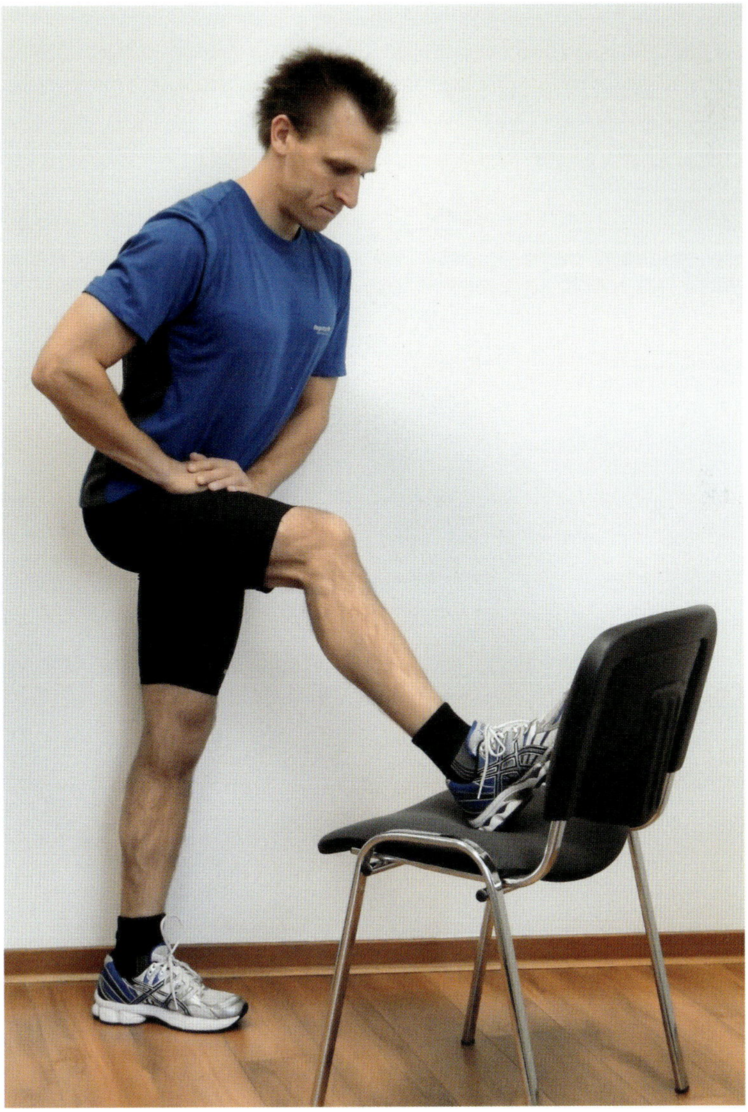

Aufwärmübung 4: Dehnung der Brustmuskeln und der Schulter

Ausführung: Man steht in Schrittstellung dicht neben einer Wand (oder einer anderen Möglichkeit den Ellbogen anzulegen, zum Beispiel Türrahmen, Schrank oder ähnliches). Das linke Bein steht vorn. Der linke Arm wird nun angewinkelt mit dem Unterarm an die Wand gelegt. Dabei befindet sich der Ellbogen hinter dem Körper und mindestens auf Schulterhöhe (oder etwas höher). Das linke Knie wird nun gebeugt, wodurch der Oberkörper nach vorn verschiebt und sich der fixierte linke Arm dadurch weiter vom Körper entfernt. Falls das linke Knie sich weit über die Fußspitze nach vorn schiebt, setze den linken Fuß noch einmal etwas weiter nach vorn, damit das vordere Stemmbein stabiler steht. Der Oberkörper wird so weit nach vorn geschoben bis ein leichtes bis deutliches Ziehen am Übergang Schulter-Brust zu spüren ist. Halte die Dehnung 10 Sekunden lang. Dann wird die Seite gewechselt.

Tipp: Wenn die Übung gut beherrscht wird, versuche den Ausfallschritt so weit zu gestalten, dass auch die hintere Wade gedehnt wird. Hierfür muss das zurückgesetzte Bein im Knie sanft durchgedrückt werden. Dadurch kann man mit dieser Übung zusätzlich eine weitere Muskulatur erreichen.

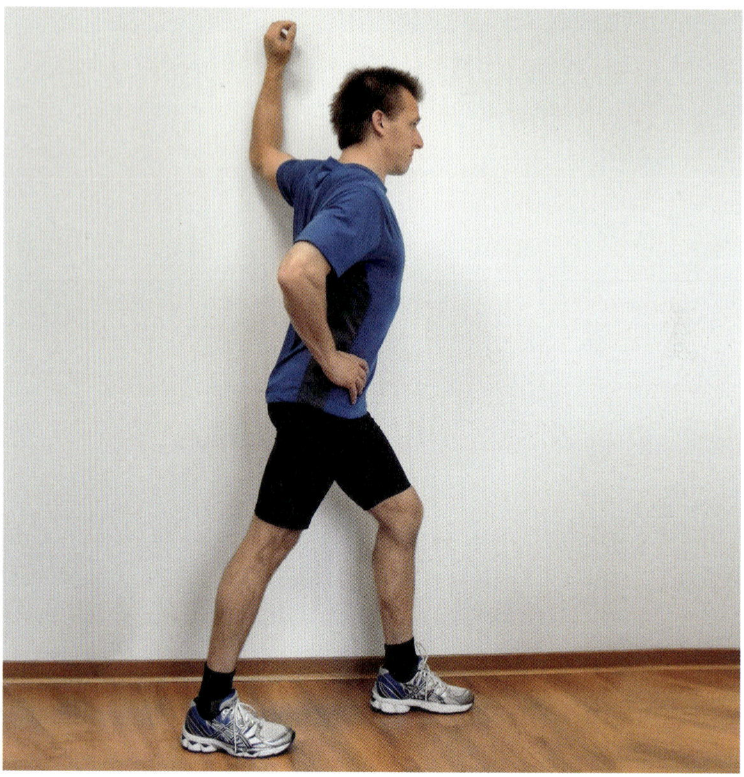

Aufwärmübung 5: Rumpfstabilisation diagonal statisch

Ausführung: Man begibt sich in den Vierfüßlerstand, möglichst auf einer weichen Unterlage (Teppich, Gymnastikmatte, Isomatte oder ähnliches). Die Knie befinden sich direkt unter den Hüften (senkrechte Oberschenkel!), die Unterschenkel sind abgewinkelt. Die Hände stützen die gestreckten Arme direkt unter den Schultern (senkrechte Arme!). Die Wirbelsäule hängt nicht passiv durch (kein Hohlkreuz!), sondern wird durch ein Anspannen der Bauchmuskulatur in der Waagerechten fixiert, möglichst unter Beibehaltung der natürlichen doppel-S-förmigen Schwingung. Nun wird das rechte Bein nach hinten in die Waagerechte gestreckt und dort gehalten. Dann wird der linke Arm ebenfalls in die Waagerecht nach vorn gestreckt. Beachte, dass nicht Bein und Arm auf der gleichen Seite abgehoben werden, sondern diagonal. Die Position wird nun 10 Sekunden gehalten. Dann werden Arm und Bein wieder auf den Boden gesetzt und die Seite gewechselt.

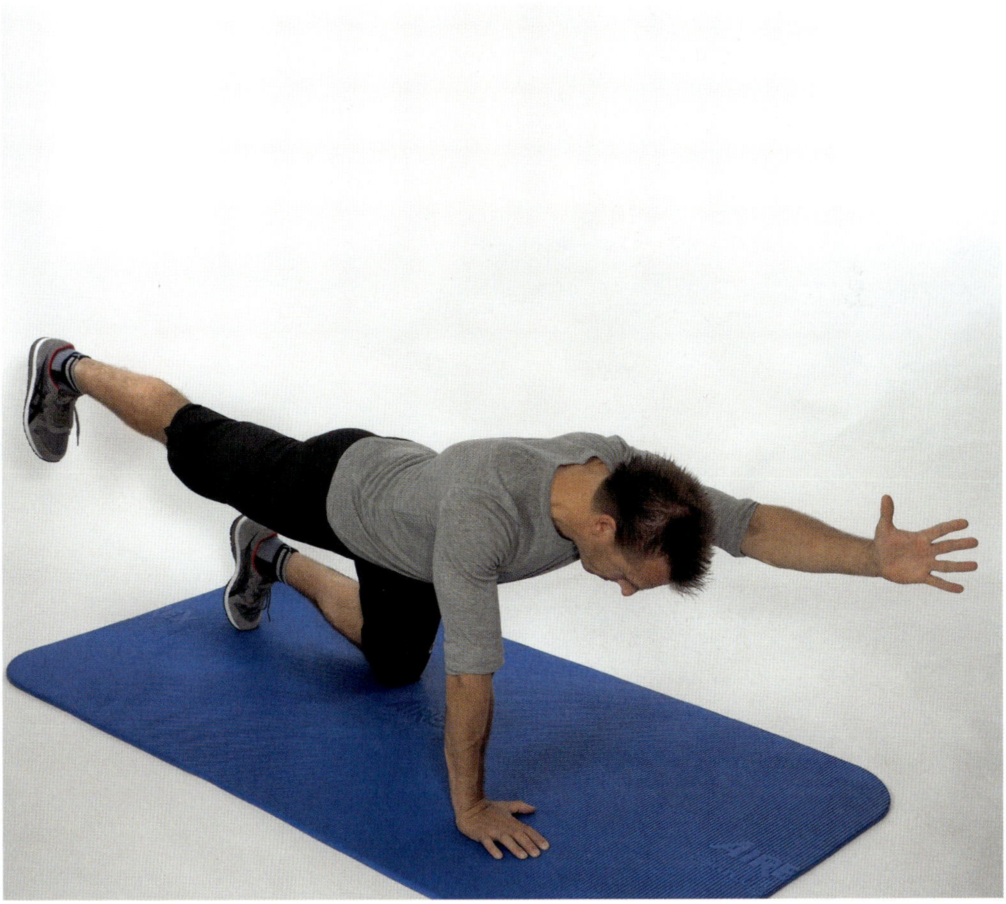

Ablauf und Kombination der Übungen für ein Aufwärmen

Übung	Dauer
Marschieren auf der Stelle mit lockerem Kniehub und lockerer Armarbeit (Nr. 1)	1–2 Minuten
Dehnung Oberschenkelvorderseite (Nr. 2)	2 x 10 Sekunden*
Marschieren auf der Stelle mit deutlichem Kniehub und intensiver Armarbeit (Nr. 1)	1 Minute
Dehnung Oberschenkelrückseite (Nr. 3)	2 x 10 Sekunden*
Marschieren auf der Stelle mit deutlichem Kniehub und intensiver Armarbeit (Nr. 1)	1 Minute
Dehnung Brustmuskulatur + Wade (Nr. 4)	2 x 10 Sekunden*
Rumpfstabilisation im Vierfüßler-Stand (Nr. 5)	3 x 10 Sekunden*

* pro (Körper-)Seite

Die zweite Möglichkeit eines kurzen Aufwärmprogramms besteht darin, einige der Hantelübungen einfach ohne Gewichtsscheiben (leere Stangen) zu absolvieren. Dafür wird jede Übung mit 1 x 20 Wiederholungen durchgeführt, zum Beispiel Bizepscurl, Schulterdrücken, Kniebeugen, Wadenheben, Seitheben (hier ganz ohne Stangen, also »leere Hände«). Dieses 5er-Set zweimal durchgehen – fertig! Bei den Kniebeugen im Rahmen des Aufwärmens bitte nicht zu tief absenken (maximal 90°-Kniewinkel).

2.3 Basisübungen

Die ersten neun Basisübungen, die hier vorgestellt werden sind so ausgewählt, dass alle großen Muskelgruppen des Körpers berücksichtigt werden, das heißt, die Auswahl ermöglicht ein **ausgewogenes Ganzkörpertraining für Muskelaufbau, Kraftzuwachs und Fitness**. Da es mit Kurzhanteln schwierig ist, die Bauchmuskeln und Brustmuskeln gezielt zu trainieren, sind zwei Eigengewichtsübungen (Liegestütz und Bauch-Crunch) eingefügt, die ohne Hanteln absolviert werden. Die Abfolge der Übungen ist so dargestellt, dass sie trainingsphysiologisch und organisatorisch (Hantelumbau) sinnvoll ist. Abweichungen von der hier vorgenommenen Reihenfolge sind möglich, zum Beispiel um Schwerpunkte auf bestimmte Muskelgruppen zu legen.

Neun Übungen für ein Ganzkörpertraining

- Kniebeugen
- Wadenheben
- Rumpfseitbeugen
- Liegestütz
- Bizepscurl
- Trizepsdrücken im Liegen
- Seitheben
- Seitheben vorgeneigt im Sitzen
- Bauch-Crunch

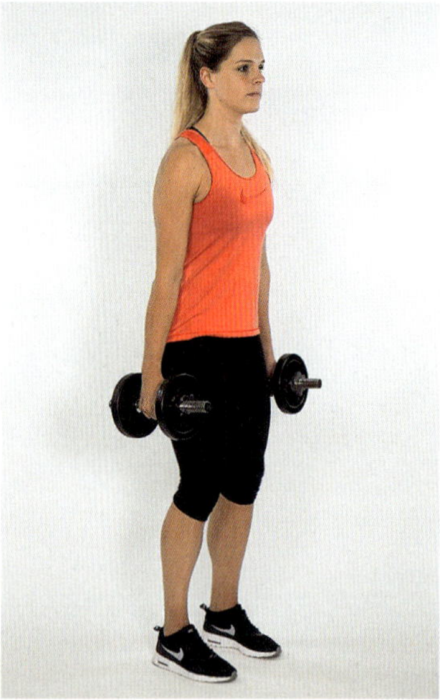

Startposition

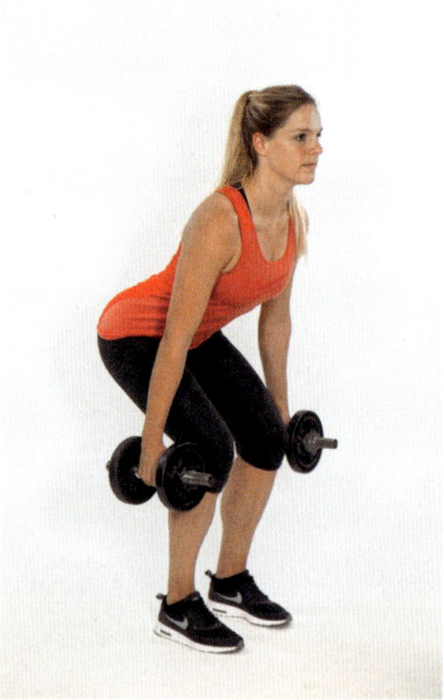

Endposition

Übung 1: Kniebeugen

Ausführung:
Im aufrechten Stand werden die Hanteln seitlich neben den Hüften gehalten. Die Füße stehen hüftbreit oder etwas breiter. Die Fußspitzen zeigen nach vorn oder ganz leicht nach außen (nicht nach innen!). Nun wird unter Beugung der Knie das Gesäß nach hinten unten abgesenkt. Die Knie werden nur soweit nach vorn geschoben bis sie im Lot über den Fußspitzen stehen. Der Oberkörper wird zur Aufrechterhaltung der Balance nach vorn geneigt. Der Rücken bleibt dabei aber unbedingt gestreckt (physiologische Lordose, siehe Kap. 1.5.1).

Am tiefsten Punkt bilden die Kniegelenke etwa einen rechten Winkel zu den Unterschenkeln (siehe Endposition). Bei guter Beweglichkeit und gutem Trainingszustand dürfen die Oberschenkel auch etwa bis parallel zum Boden geführt werden (siehe Abbildung der »Variante«). Nun werden Knie und Hüften wieder gestreckt bis die Ausgangsposition im aufrechten Stand wieder erreicht ist.

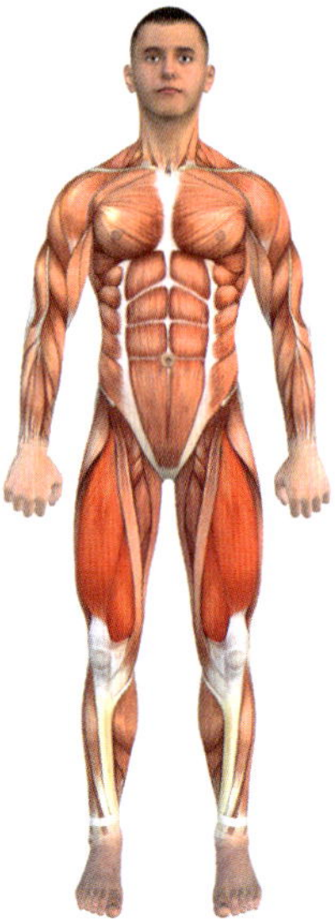

Beachte:
Achte darauf den Rücken gestreckt zu halten, die Knie nicht weiter nach vorn zu schieben als die Fußspitzen stehen und vermeide ein Einsacken der Knie nach innen (vermeide eine X-Beinstellung!). Die Arme pendeln sich durch die Schwerkraftwirkung automatisch in die jeweils richtige Position. Führe also keine aktive Armbewegung aus (Arme einfach hängen lassen).

Vorsicht! Anfänger sind häufig noch unbeweglich in Hüfte und Wirbelsäule, wodurch bei einer zu tiefen Ausführung der Rücken im Lendenwirbelbereich in eine runde Haltung fällt. Man sollte daher die Knie nur soweit beugen wie die gestreckte Rückenhaltung (physiologische Lordose) eingehalten werden kann.

Als Hilfe für eine richtige und sichere Ausführung kann die Kniebeuge zunächst vor einem Stuhl beziehungsweise Hocker ausgeführt werden. Das Gesäß wird Richtung Sitzfläche abgesenkt. Dadurch wird die Bewegungsrichtung deutlicher und man braucht keine Angst zu haben beim Verlieren des Gleichgewichts (aufgrund zu geringer Oberkörpervorneigung) nach hinten zu fallen.

Ziel:
Diese Übung trainiert den großen Gesäßmuskel (Gluteus maximus) sowie den vorderen und hinteren Oberschenkel. Als Nebeneffekt wird die Rückenstreckmuskulatur beansprucht, da der Oberkörper in der Vorneigung stabilisiert werden muss. Wenn schwere Hanteln verwendet werden, besteht eine Übungswirkung auch auf die Haltemuskulatur im Schultergürtel (zum Beispiel Trapezmuskel).

Bedeutung:
Alltag: alle Geh- und Laufbelastungen sowie schweres Heben (das möglichst aus den Beinen heraus gemacht werden sollte).
Sport: alle Sportarten mit Geh- und Laufbelastungen und kraftvollem Beineinsatz, u. a. Fußball, Volleyball, Basketball, Skifahren, Gewichtheben, Turnen, Rudern, Bergwandern.
Medizin: Gute Übung zur Stabilisation der Hüften, Knie und der unteren Wirbelsäule. Komplexe Wirkung zur allgemeinen Kräftigung.

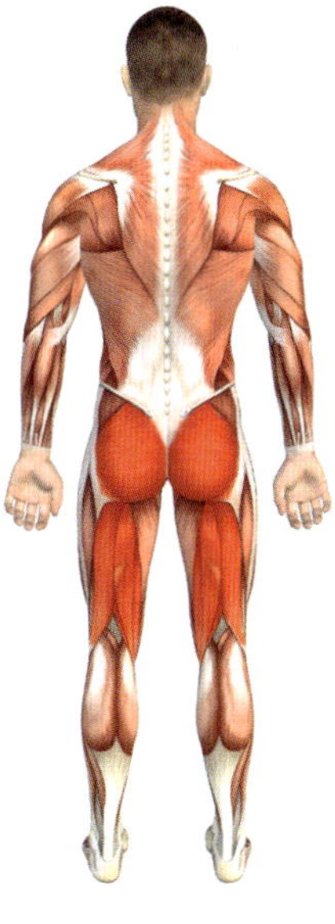

Variation:
Die Hanteln können statt an den hängenden Armen auch auf den Schultern gehalten werden. Dafür stützt man sie mit den Scheiben auf das Muskelpolster des Deltamuskels. Voraussetzung für die optimale Positionierung ist eine gute Beweglichkeit in Schultern und Ellbogen.

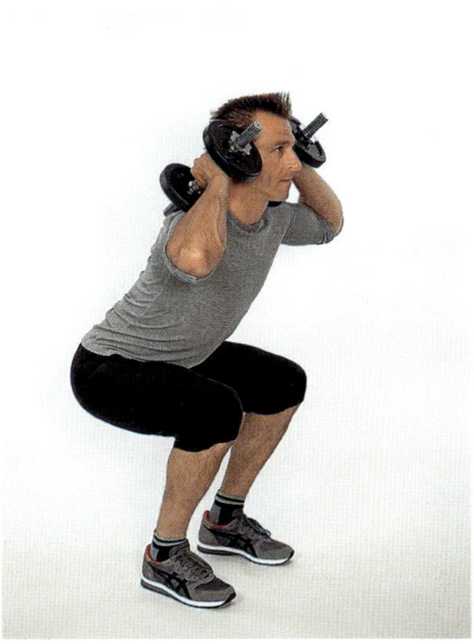

Die Hanteln können auch auf den Schultern positioniert werden.

Übung 2: Wadenheben

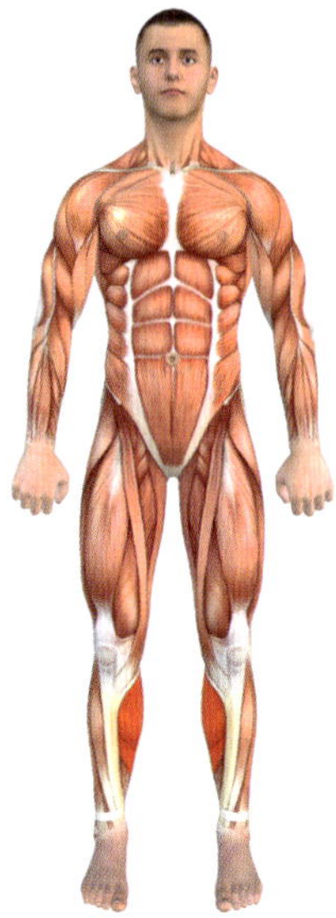

Ausführung:
Im aufrechten, hüftbreiten Stand werden die Hanteln seitlich neben den Hüften gehalten. Die Fußspitzen zeigen geradeaus nach vorn. Nun werden die Fersen vom Boden hochgedrückt, so dass sich der gesamte Körper anhebt. Am Endpunkt der Hebephase steht man nur noch auf dem vorderen Teil der Füße. Dann werden die Fersen wieder langsam abgesenkt bis sie kurz den Boden berühren. Dann folgt sofort ein erneutes Hochdrücken, d. h. die Bodenkontaktphase ist extrem kurz. Bei Gleichgewichtsproblemen kann die Bodenkontaktphase genutzt werden, um Stabilität zurückzugewinnen.

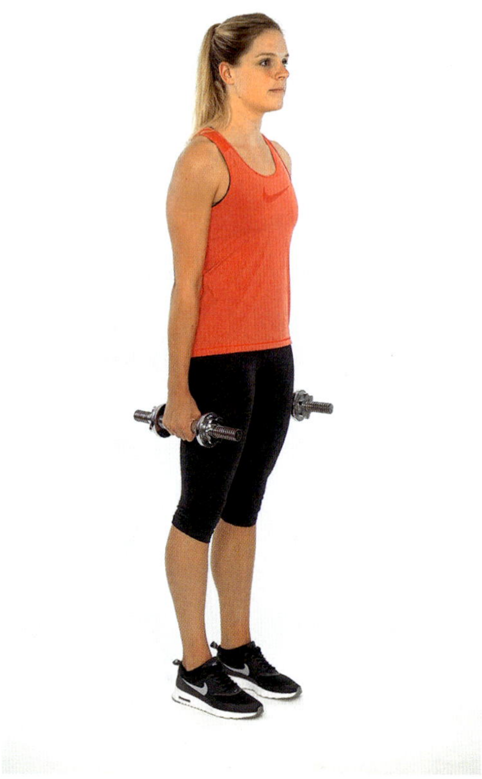

Startposition

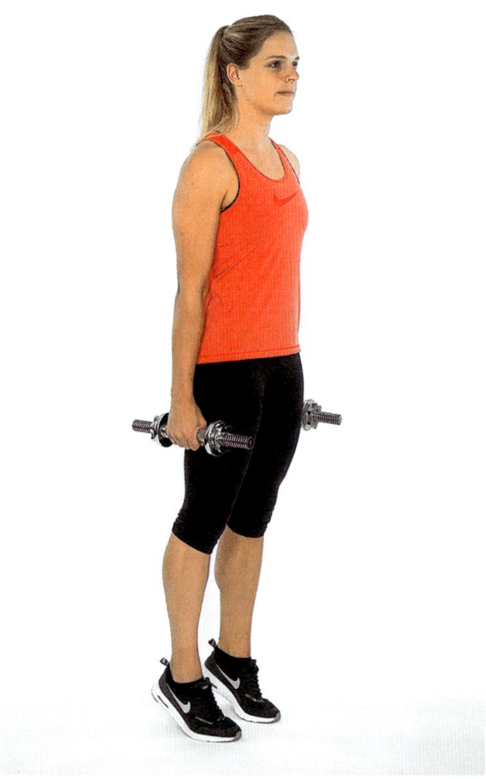

Endposition

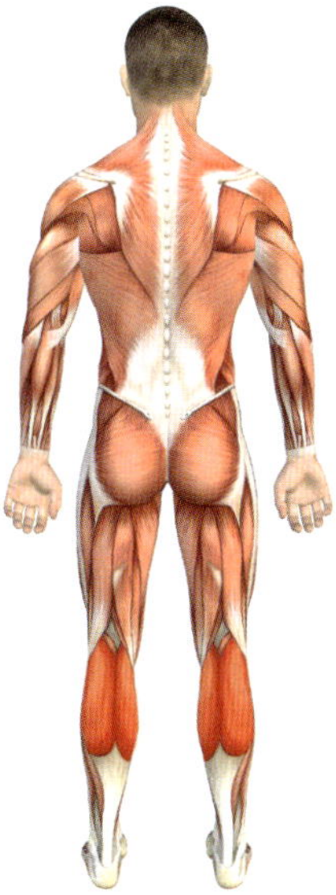

Beachte:
Die Übung kann barfuß oder mit Schuhen mit weichen, flexiblen Sohlen ausgeführt werden. Harte, unflexible Sohlen sind ungeeignet. Die Knie sind während der Ausführung gestreckt. Vermeide ein Abknicken der Füße nach innen oder außen. Vermeide einen Rundrücken beziehungsweise ein übermäßiges Hohlkreuz.

Ziel:
Diese Übung trainiert die Wadenmuskulatur, die aus dem oberflächlich gelegenen Zwillingsmuskel und dem tiefliegenden Schollenmuskel gebildet wird. Da diese Übung mit viel Gewicht ausgeführt werden kann, werden Schultergürtel (insbesondere Trapezmuskel) und Unterarmmuskeln (Festhalten der Hanteln) mitaktiviert.

Bedeutung:
Alltag: alle Geh- und Laufbelastungen, besonders bergauf.
Sport: alle Sportarten mit Geh- und Laufbelastungen, zum Beispiel Ballspiele, Leichtathletik, Tennis, Wandern, Walking, Jogging.
Medizin: Die Wade trägt zur Stabilität im Sprunggelenk und im Kniegelenk bei.

Variation:
Zur Intensivierung wird die Übung an einer stabilen Kante (Kantenhöhe zum Beispiel 5–7 cm) ausgeführt, damit die Fersen etwas weiter abgesenkt werden können. Diese Variante erhöht deutlich die Anforderungen an Balance und Gleichgewicht und beansprucht das Sprunggelenk über einen weiteren Bewegungswinkel.

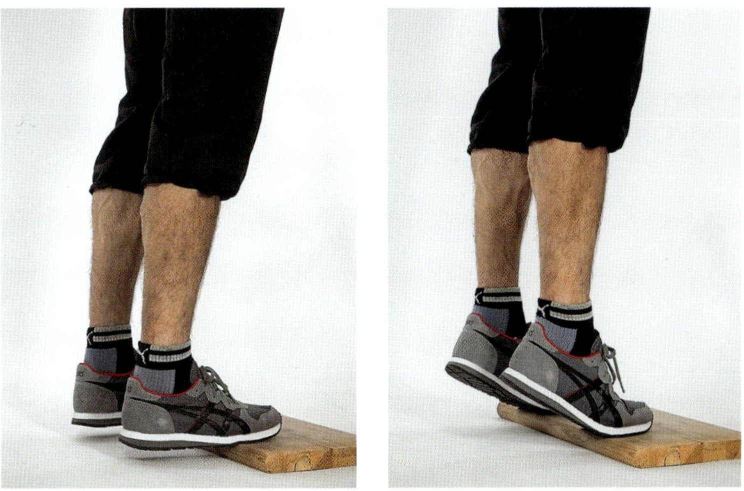

Die Ausführung der Übung auf einer Kante (Brett, Stufe, Buch) intensiviert das Wadenheben.

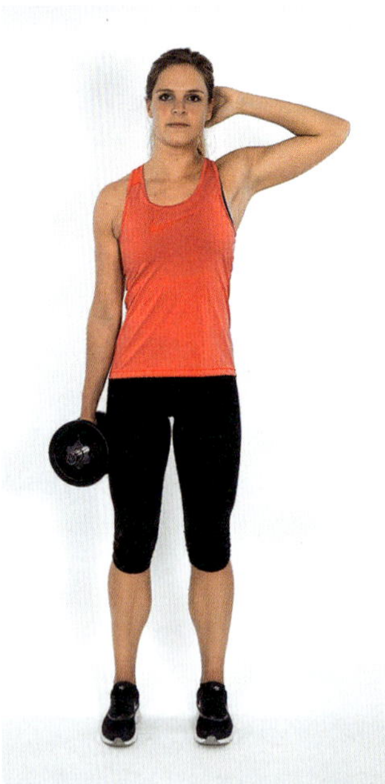

Ausgangshaltung

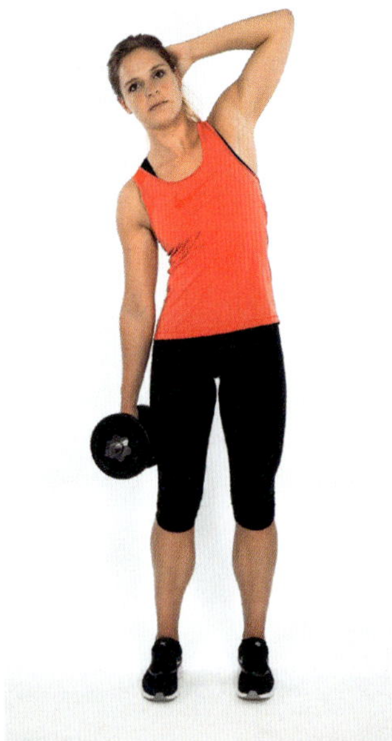

Startposition

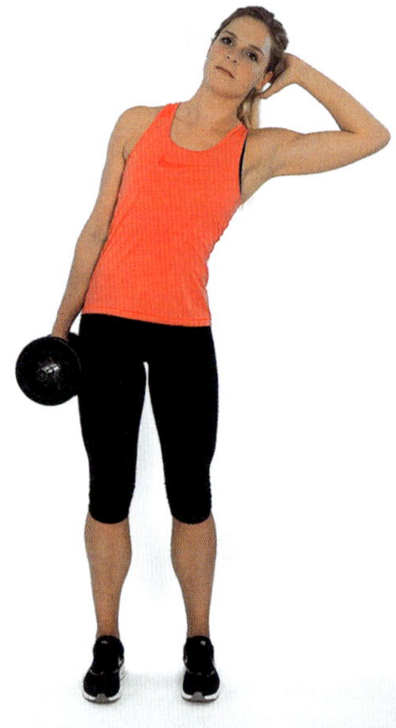

Endposition

Übung 3: Rumpfseitbeugen

Ausführung:
Im aufrechten Stand wird eine Hantel seitlich neben der Hüfte gehalten, die andere Hand liegt am Hinterkopf beziehungsweise an der Schläfe. Nun wird der Oberkörper zur (Hantel-)Seite gebeugt, um in die eigentliche Startposition zu gelangen. Die Seitbeugung wird soweit ausgeführt wie es möglich ist, ohne dass sich das Becken mitbewegt. Ist die maximale Position erreicht, wird der Oberkörper zurückbewegt und zur Gegenseite gebeugt. Auch hier ist wieder auf eine gute Stabilisation des Beckens zu achten. Dann erfolgt eine erneute Bewegung zur anderen Seite usw. Ist die Serie beendet (zum Beispiel nach 12 Wiederholungen), wird die Seite gewechselt, und die Hantel wechselt die Hand. Nun wird also die andere Rumpfseite trainiert.

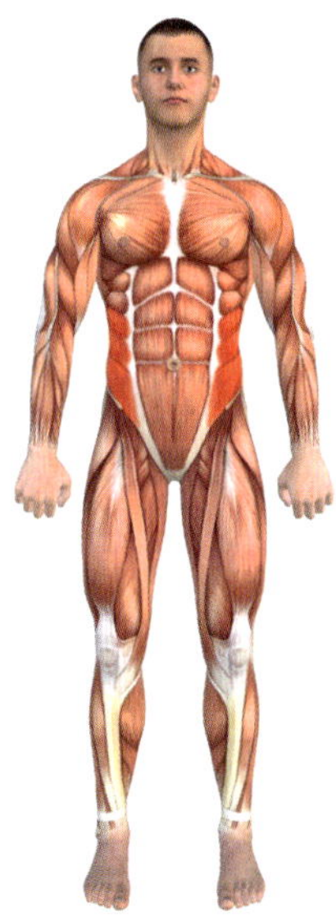

Beachte:
Das Becken darf sich während der gesamten Ausführung nicht mitbewegen und die Füße bleiben mit der ganzen Sohle fest am Boden. Die Seitbeugung wird nur zur Seite – nicht nach schräg vorn oder hinten ausgeführt. Der Arm, der die Hantel hält zeigt keine aktive Mitbewegung (kein Hochziehen der Schulter, keine Beugung im Ellbogen). Wenn die Technik der Bewegung gut beherrscht wird, können bei dieser Übung schon bald relativ schwere Hanteln benutzt werden.

Ziel:
Diese Übung trainiert die seitliche Rumpfmuskulatur, speziell die schrägen Bauchmuskeln, den viereckigen Lendenmuskel (Quadratus Lumborum) und die Rückenstreckmuskulatur. Sie fördert somit die Fähigkeit zur Rumpfstabilisation.

Bedeutung:
Alltag: beim einseitigen Tragen von Koffern, Taschen, Einkaufstüten etc.
Sport: alle Sportarten mit schnellen und kraftvollen Rumpfbewegungen, u.a. Fußball, Handball, Basketball, Turnen, Kampf- und Kraftsport.
Medizin: Übung zur Stabilisation der Wirbelsäule.

Variation:
Wer nicht so beweglich in der Schulter ist, kann die freie Hand auch seitlich an der Hüfte abstützen. Die Hand bleibt dann während der gesamten Übungsdurchführung dort. Hierdurch ist es auch möglich, ein unerwünschtes Mitbewegen des Beckens zu spüren und zu vermeiden. Bei korrekter Beckenstabilisation bleibt die Hand ständig am gleichen Ort und wird vom Becken weder seitlich noch vertikal verschoben.

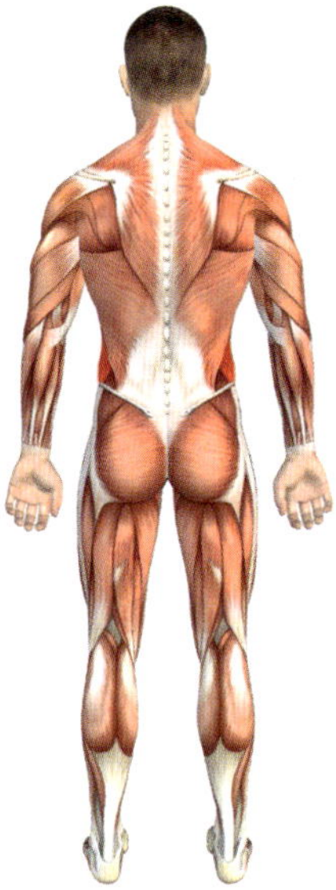

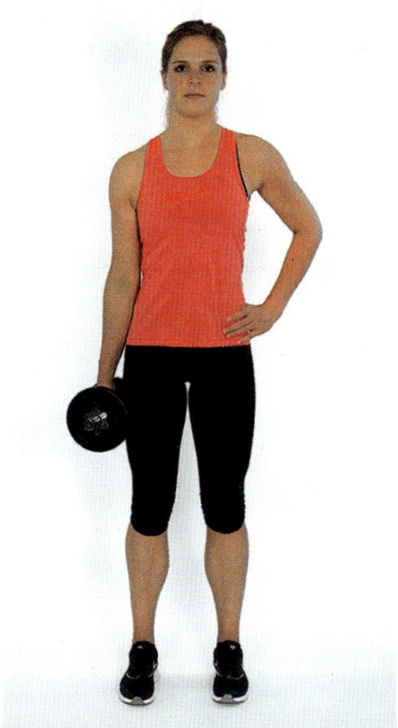

Die Ausführung mit der Hand an der Hüfte ist etwas einfacher durchzuführen.

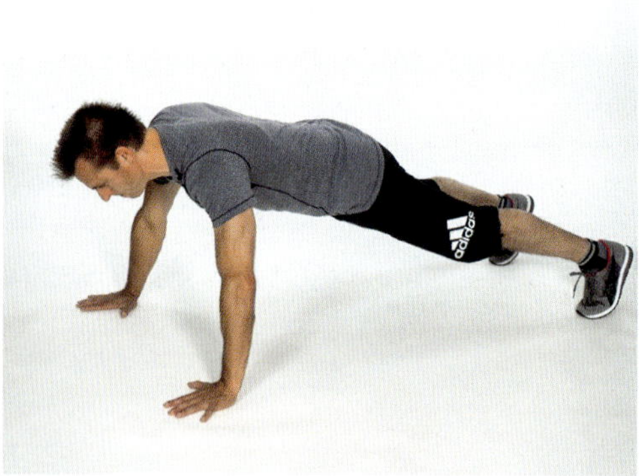

Startposition

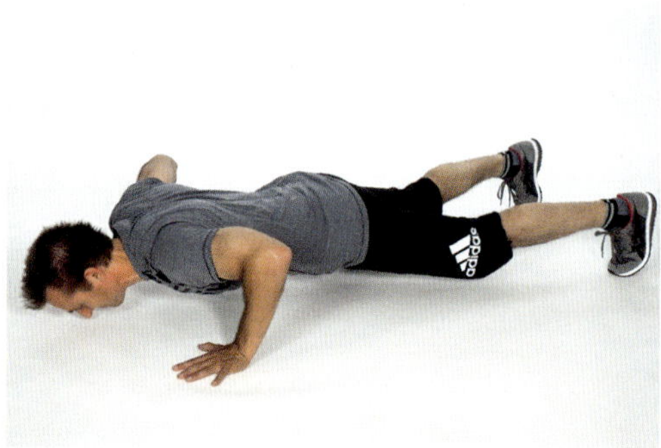

Endposition

Übung 4: Liegestütz

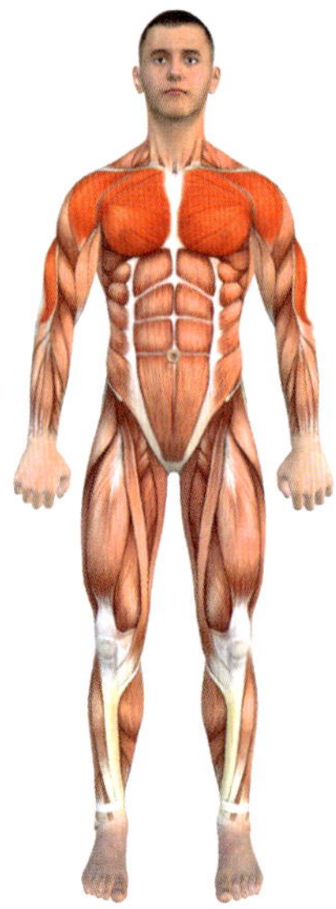

Ausführung:
In der Ausgangsposition sind die Hände etwa eine Handbreite neben den Schultern aufgesetzt. Die Mittelfinger zeigen nach vorn oder leicht nach außen. Die Füße sind hüftbreit aufgestellt. Knie und Ellbogen sind gestreckt. Die Hüfte ist gestreckt oder zeigt einen leichten Beugewinkel (Gesäß hängt nicht nach unten durch!). Der Blick ist nach vorn unten gerichtet. Nun wird die Brust durch Beugung der Ellbogen abgesenkt bis Nasenspitze und Brust fast den Boden berühren. Der Körper bleibt dabei gestreckt und stabil. In der tiefsten Position stehen die Unterarme senkrecht, die Oberarme sind weit abgespreizt. Dann werden die Arme wieder gestreckt und der Körper in die Ausgangsposition gedrückt.

Beachte:
Halte die Körperspannung (kein Durchhängen des Beckens, kein Hohlkreuz!). Wähle ein mittleres Bewegungstempo ohne Schwung. Achte darauf, dass es das Ziel ist, die Brust Richtung Boden herabzulassen, nicht den Kopf nach unten zu bewegen (häufiger Fehler!).

Ziel:
Diese klassische Übung mit dem eigenen Körpergewicht trainiert vor allem die Brustmuskulatur, den vorderen Anteil des Schultermuskels (Deltamuskel) sowie den hinteren Oberarm (Trizeps). Ein weiterer Effekt betrifft die Fähigkeit zur Rumpf- und Beckenstabilisierung durch die statische Kontraktion der Bauchmuskeln und Hüftbeuger (Iliopsoas, Rectus femoris). Aufgrund der komplexen Übungswirkungen ist der Liegestütz eine der effektivsten Heimübungen ohne Geräte.

Bedeutung:

Alltag: meist wenig gefordert, kommt der Brustmuskel vor allem bei Schiebebewegungen der Arme und beim Abstützen des Körpers mit den Armen zum Einsatz.

Sport: alle Sportarten mit hoher Oberkörperbelastung, insbesondere Speerwerfen, Kugelstoßen, Boxen, Ringen, Turnen, Tennis.

Medizin: Die Übung trägt zur Rumpfstabilisierung bei und hat einen sehr komplexen, allgemeinen Kräftigungseffekt.

Variation:

Der Liegestütz bietet zahlreiche Variationsmöglichkeiten. Für eine komplexe Wirkung ist die hier beschriebene Grundform zu bevorzugen. Für Variationen wird zum Beispiel die Breite des Handaufsatzes geändert (»extrem breit« oder »eng«). Für sehr gut trainierte Personen ist der einarmige Liegestütz eine Möglichkeit hohe Intensitäten zu trainieren. Hierfür wird die Beinstellung geändert (das Bein auf der Seite des nichtaktiven Arms wird weiter abgespreizt).

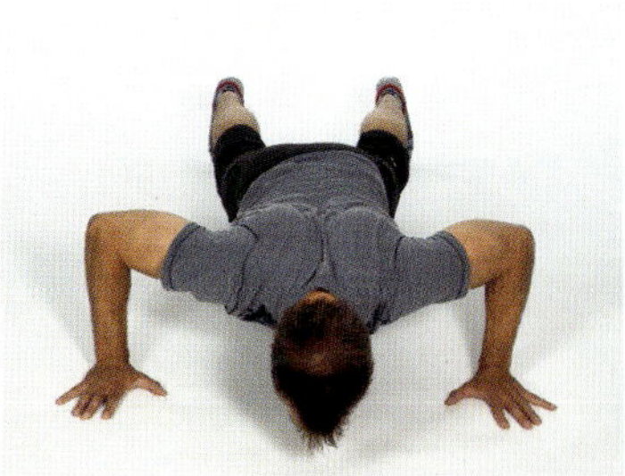

Die klassische Handbreite beim Liegestütz für eine möglichst breitgefächerte Wirkung.

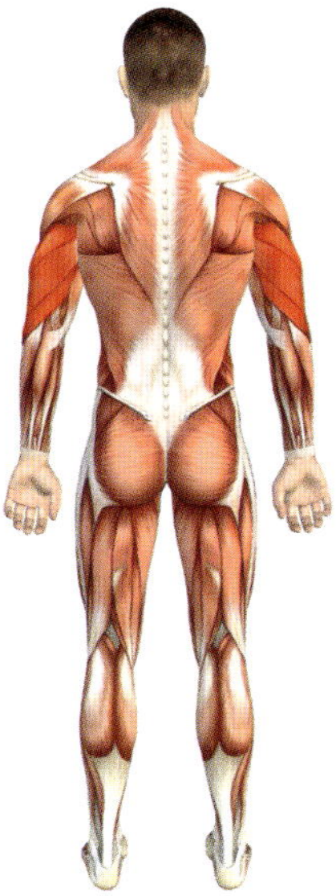

Vereinfachte Liegestütz:

Viele Trainingseinsteiger sind anfangs nicht in der Lage, einen korrekten Liegestütz durchzuführen, weil die Arm- und/oder Rumpfkraft nicht ausreichend entwickelt ist. Ist dies der Fall, sollte der Knieliegestütz durchgeführt werden: Statt auf den Füßen mit gestreckten Beinen, wird diese Variante im Stütz auf den Knien durchgeführt. Dadurch muss deutlich weniger Kraft aufgewendet werden.

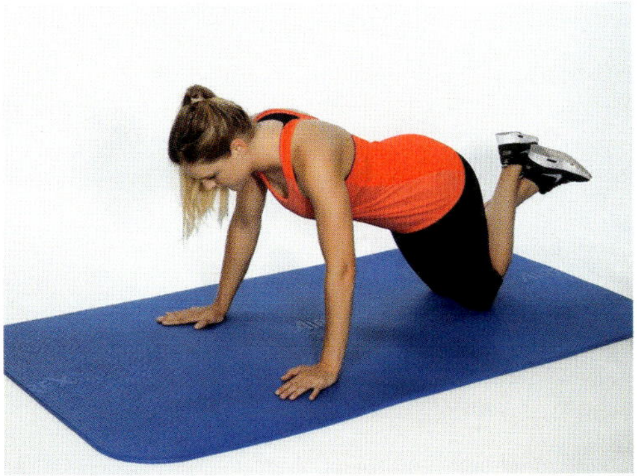

Startposition

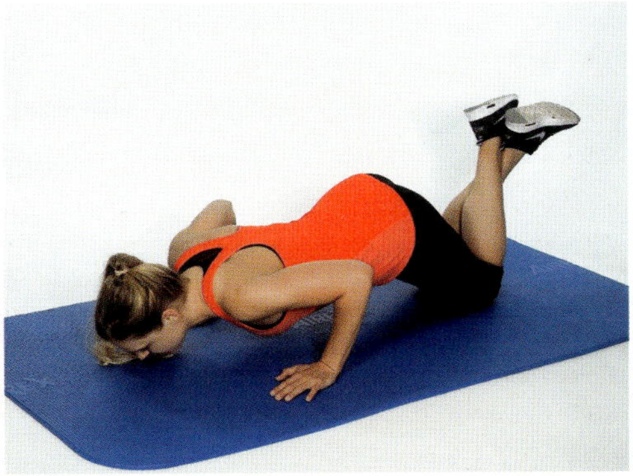

Endposition

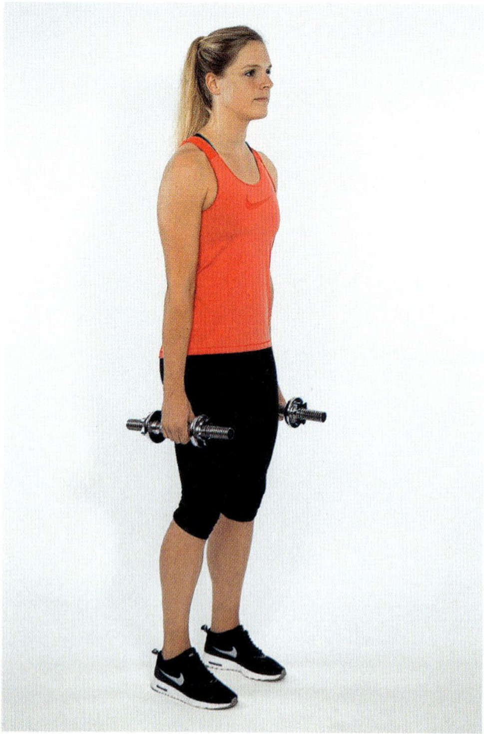

Startposition

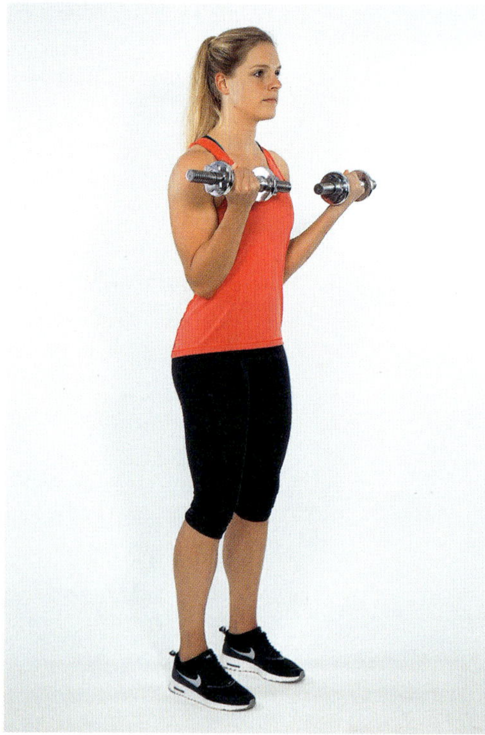

Endposition

Übung 5: Bizepscurl

Ausführung:
Im aufrechten Stand werden die Hanteln seitlich neben den Hüften gehalten. Die Handrücken zeigen nach außen. Nun werden die Hanteln gleichzeitig durch Beugung der Ellbogen angehoben. Dabei drehen die Handflächen von innen in Richtung Schulter (Daumen dreht nach außen). Am höchsten Punkt befinden sich die Hanteln ungefähr auf Höhe der Schultern beziehungsweise knapp darunter. Die Handrücken zeigen nun nach vorn. Dann werden die Hanteln wieder abgesenkt bis die Ellbogen fast gestreckt sind. Die Handflächen drehen dabei zurück in die Ausgangsposition.

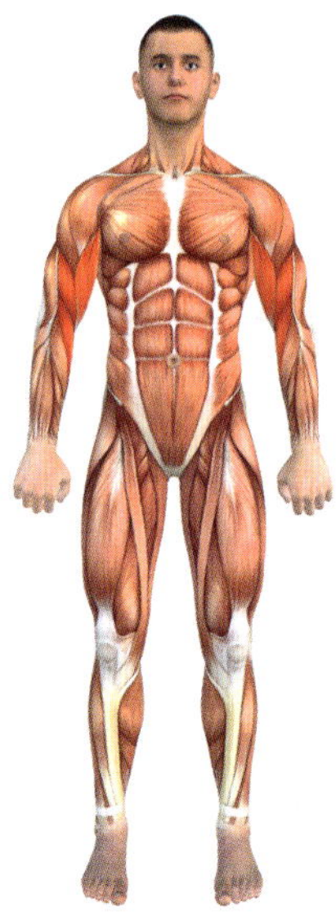

Beachte:
Die Oberarme bewegen sich bei der Hebebewegung nicht mit nach vorn. Der Oberkörper bleibt stabil (kein Mitschwingen!) und weicht nicht nach hinten aus. Vermeide eine Hohlkreuzbildung! Vermeide auch ein Durchschwingen der Hanteln am Ende der Absenkphase, indem die Bewegung durch ein sauberes, kontrolliertes Abbremsen gestoppt wird.

Ziel:
Diese Übung trainiert die vordere Oberarmmuskulatur, insbesondere den Bizeps. Eine deutliche Aktivität der Rückenmuskulatur ist notwendig, um den Oberkörper aufrecht zu halten, wodurch die Fähigkeit zur Wirbelsäulenstabilisation verbessert wird. Die Kraft der Unterarme (Beugergruppe) wird ebenfalls gesteigert.

Bedeutung:
Alltag: Der Bizeps wird beim Heben und Tragen gebraucht sowie bei Schraubbewegungen der Hände, wenn der Unterarm gedreht werden muss (zum Beispiel Handwerkerarbeiten).
Sport: Sportarten mit Oberkörperbelastung, vor allem Turnen, Rudern, Kampf- und Kraftsport.
Medizin: Die lange Sehne des Bizeps unterstützt die Stabilität des Schultergelenks.

Variation 1:
Die Handflächen werden nicht gedreht, wodurch der Bizeps etwas weniger, andere Beugemuskeln etwas mehr belastet werden.

Variation 2:
Eine weitere Variante besteht darin, die Hantel asymmetrisch zu beladen, d.h. auf der Kleinfingerseite der Stange mehr Gewichte aufzulegen. Dadurch wird die Drehfunktion des Unterarms deutlich mehr aktiviert.

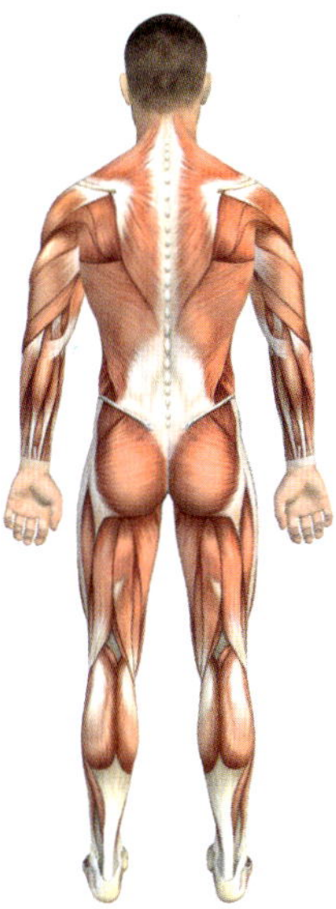

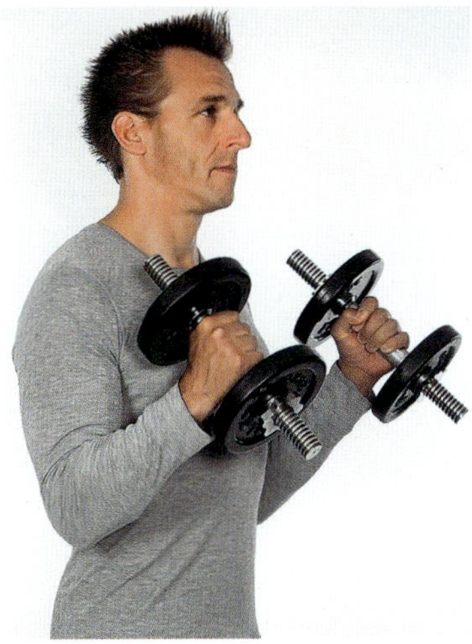

Variation 1: Werden die Handflächen nicht gedreht, spricht man von einem »Hammercurl«.

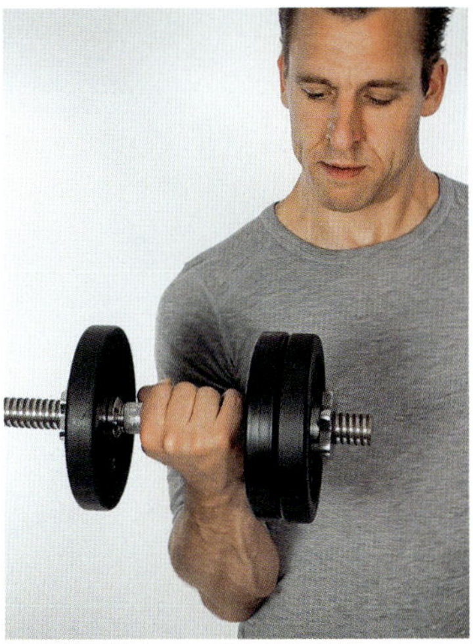

Variation 2: Die Ausführung mit mehr Gewicht auf der Innenseite ist eine interessante Intensivierung, wenn die Grundübung gut beherrscht wird.

Übung 6: Trizepsdrücken im Liegen

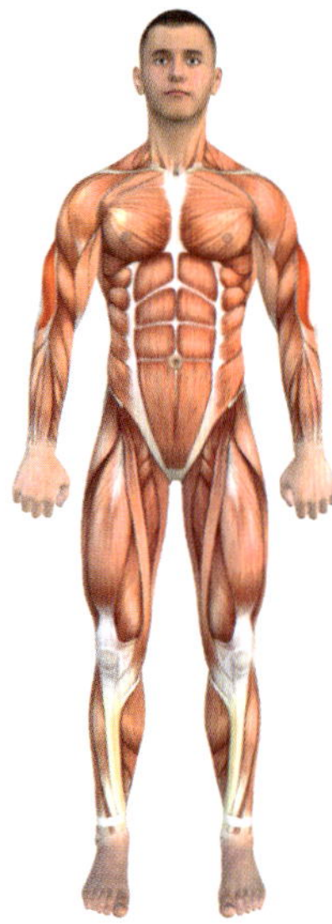

Ausführung:
Um die korrekte Ausgangsposition einzunehmen, legt man sich flach auf den Rücken. Die Füße ruhen bei angewinkelten Knien mit der ganzen Sohle auf dem Boden. Der eine Arm hält die Hantel mit gestrecktem Ellbogen in senkrechter Haltung. Die andere Hand liegt auf dem Bizeps des gestreckten Armes, um die Beibehaltung der korrekten Armposition zu sichern. Nun wird die Hantel durch Beugung des Ellbogens langsam herabgelassen bis Ober- und Unterarm etwa einen rechten Winkel bilden (Ellbogen auf 90°). Die Hantel ist in der tiefen Position etwas seitlich vom Kopf. Dann wird die Hantel wieder hochgedrückt bis der Ellbogen fast gestreckt ist. Dann wird sie sofort wieder abgesenkt usw.

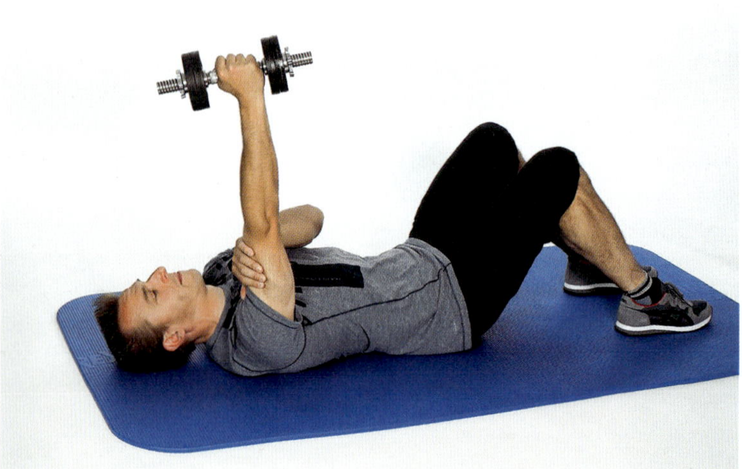

Startposition

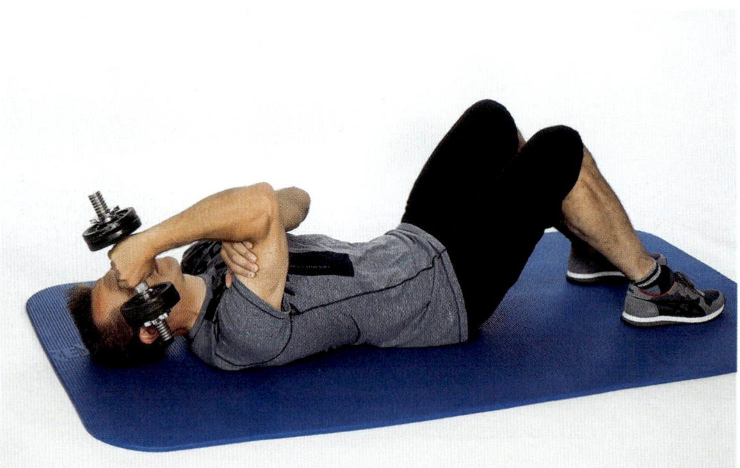

Endposition

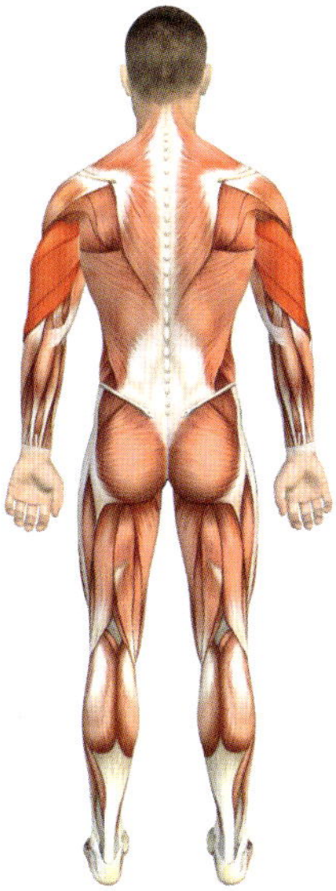

Beachte:
Der Oberarm bleibt unbewegt! Nur der Unterarm bewegt sich. Achte am Ende der Absenkphase auf ein kontrolliertes Abbremsen der Bewegung und drücke den Ellbogen in der Hebung nur langsam in die Streckung (kein Schwung!).

Ziel:
Diese Übung trainiert speziell und ausschließlich die hintere Oberarmmuskulatur, den dreiköpfigen Trizeps. Diese Übung ist für Anfänger besser geeignet als andere Trizepsübungen, da sie keine komplizierte Haltung erfordert und auch bei geringer Beweglichkeit im Schultergelenk gut durchführbar ist.

Bedeutung:
Alltag: Der Trizeps kommt vor allem bei Schiebebewegungen (zum Beispiel Einkaufswagen) und beim Abstützen des Körpers mit den Armen zum Einsatz.
Sport: alle Sportarten mit starker Oberkörperbelastung, insbesondere aber Turnen, Gewichtheben, Kugelstoßen, Kampf- und Kraftsport sowie Wurf- und Passtechniken im Basketball.
Medizin: Der Muskel unterstützt die Stabilität des Ellbogengelenks.

Variation:
Der Oberarm zeigt in der Ausgangsposition nach schräg hinten oben und wird dort für die Dauer der Serie fixiert. Dadurch intensiviert sich die Übung deutlich, da der Trizeps nun keine Ruhephasen mehr durchläuft, sondern auf Dauerspannung bleibt.

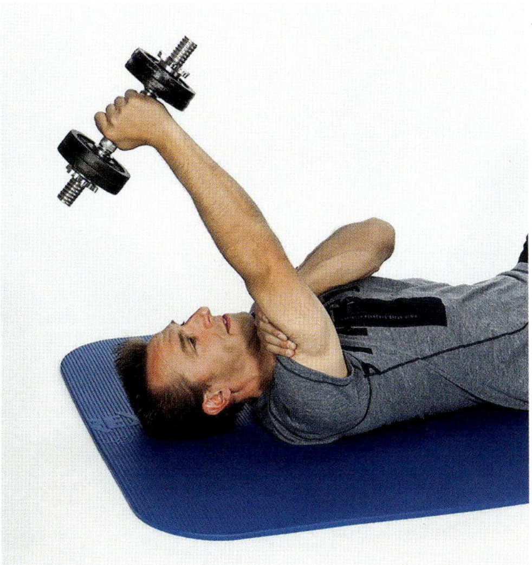

Startposition

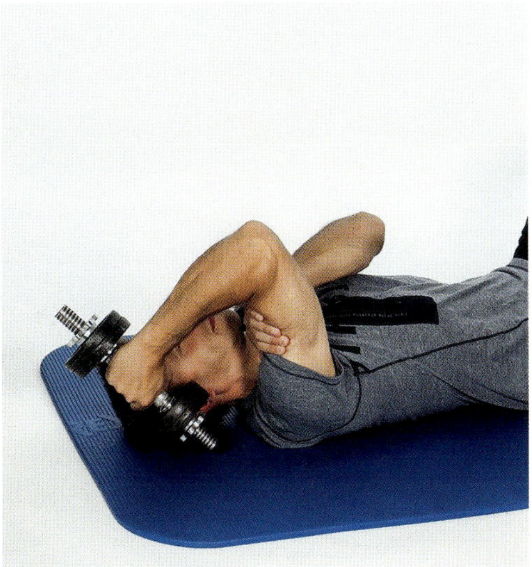

Endposition

Übung 7: Seitheben

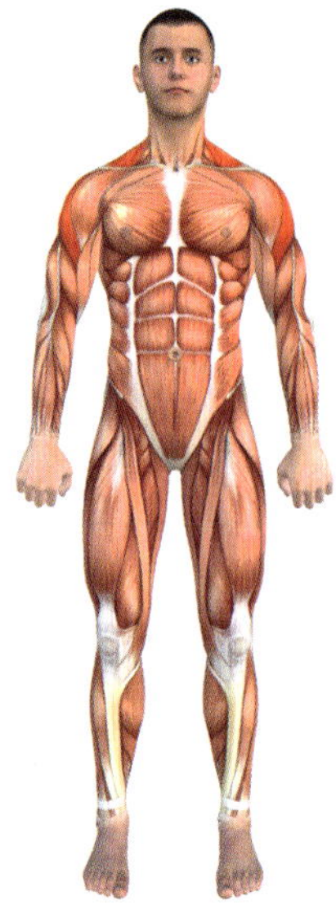

Ausführung:
Im aufrechten Stand werden die Hanteln seitlich neben den Hüften gehalten. Nun werden die Hanteln gleichzeitig seitlich angehoben bis sich die Oberarme auf Höhe der Schultern (oder geringfügig höher) befinden. Dann werden die Hanteln wieder abgesenkt. Kurz vor Erreichen der senkrechten Armposition erfolgt eine erneute Hebung.

Beachte:
Achte auf eine neutrale Handgelenksposition – das Handgelenk darf nicht nach unten abgewinkelt sein. Vermeide in jedem Fall eine schwunghafte Ausführung. Bewege nur aus den Schultergelenken ohne die Schulterblätter anzuheben (der Kopf darf nicht zwischen den Schultern »versinken«). Halte die Ellbogen nicht voll durchgestreckt, sondern fixiere sie in einer minimalen Beugestellung. Die Arme können direkt seitlich oder leicht nach vorn geführt werden (aber: deutlicher Unterschied zum Frontheben, siehe Seite 82).

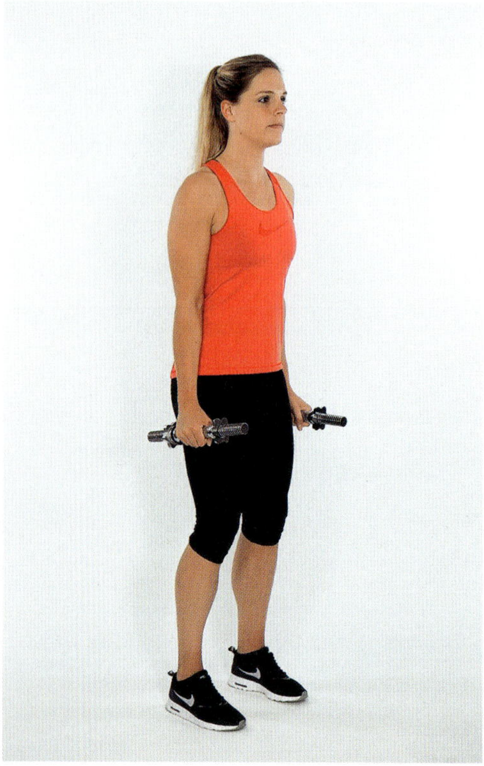

Startposition

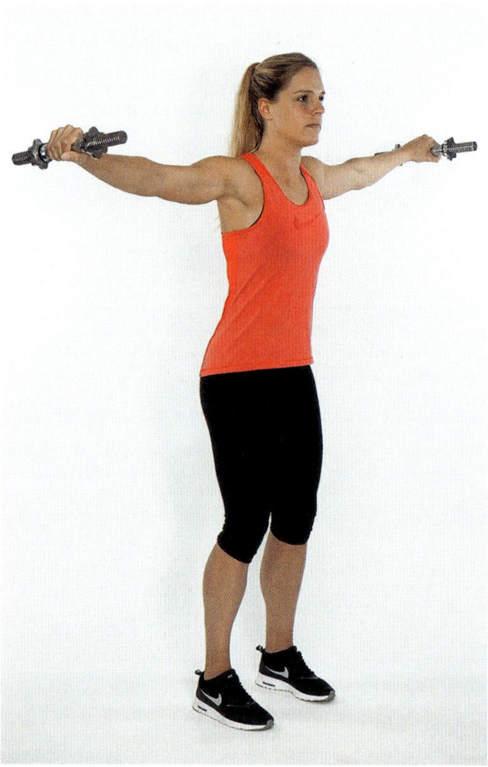

Endposition

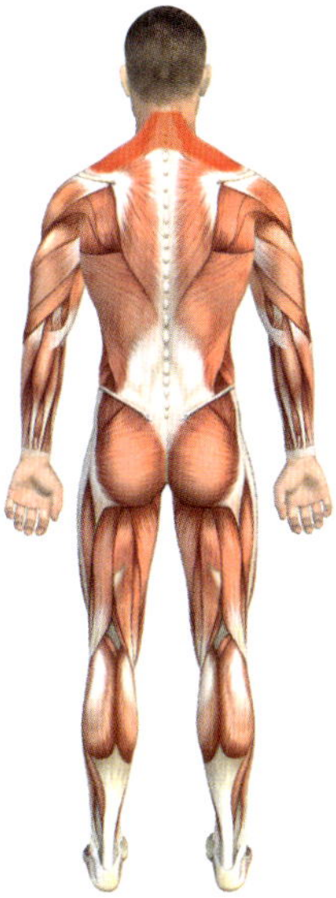

Ziel:
Diese Übung trainiert den seitlichen Anteil des Deltamuskels der Schulter. Dieser Muskel wird bei anderen Übungen kaum gezielt belastet, wodurch dieser Übung trotz der nur kleinen Muskelmasse, die sie beansprucht eine wichtige Bedeutung zukommt. Ein weiterer wichtiger Muskel, der hierbei trainiert wird ist der Supraspinatus, der häufig Ursache von Schulterbeschwerden ist. Als Nebeneffekt wird auch der obere Trapezmuskel beansprucht, so dass auch eine Übungswirkung bis in den Bereich Nacken und Halswirbelsäule besteht.

Bedeutung:
Alltag: Der seitliche Deltamuskel wird beim seitlichen Tragen mit hängendem Arm beansprucht, (zum Beispiel Koffertragen), zudem bei Arbeiten auf beziehungsweise über Kopfhöhe (zum Beispiel Handwerk).
Sport: alle Sportarten mit hoher Schultergelenksbelastung, zum Beispiel Wurfsportarten, Handball, Volleyball, Basketball, Tennis, Schwimmen.
Medizin: Der seitliche Deltamuskel unterstützt die Stabilität des Schultergelenks und entlastet den Supraspinatus-Muskel, dessen Sehne häufig Schulterschmerzen bereitet.

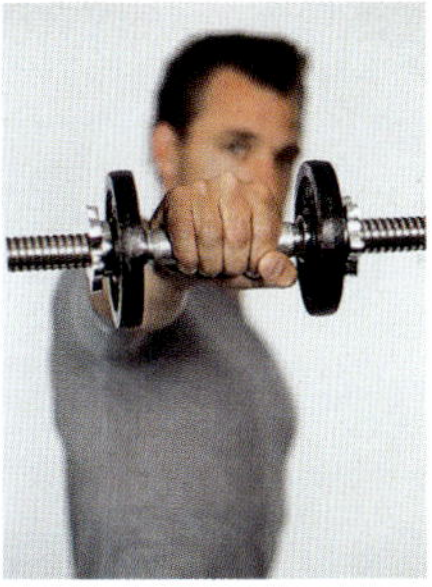

normale Hantelposition

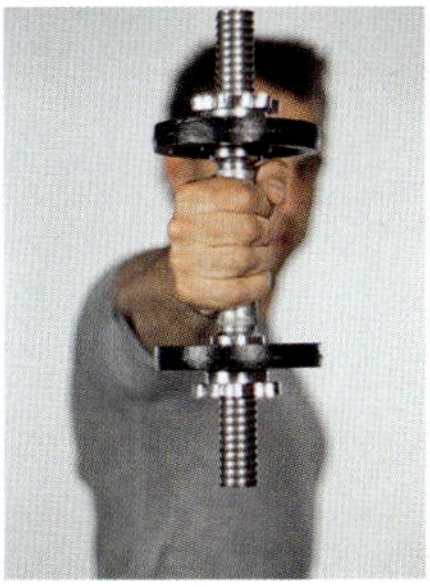

senkrechte Hantelposition

Variation 1:
Wenn die Spannung im Hals-Nacken-Bereich zu unangenehm ist, sollte man erst den einen Arm heben, diesen wieder absenken, und dann erst den anderen Arm heben. Diese Variante ist »sanfter« und sollte bei höherer Belastbarkeit (zum Beispiel nach einigen Wochen) durch die oben beschriebene normale Ausführung ersetzt werden.

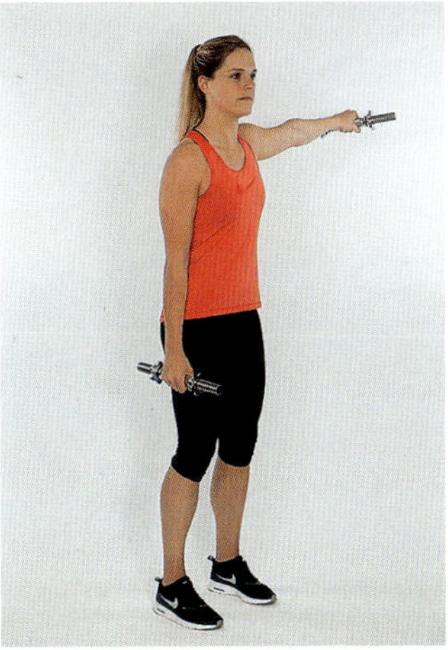

Variation 1: Die Ausführung mit abwechselnder Hantelhebung ist »sanfter« für den Schulter-Nacken-Bereich.

Variation 2:
Wenn vor allem der vordere Deltaanteil trainiert werden soll, können die Hantelstangen auch senkrecht gehalten werden. Auch hierbei besteht noch eine gute Übungswirkung auf den Supraspinatus.

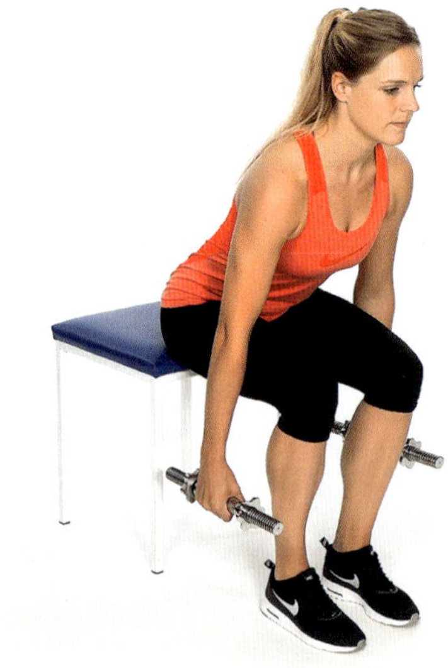

Startposition

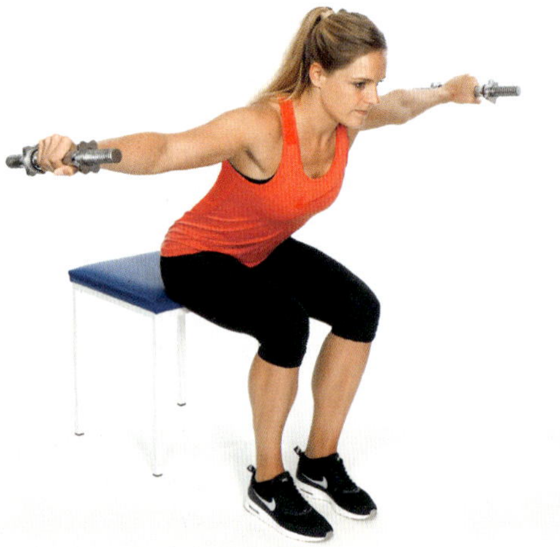

Endposition

Übung 8: Seitheben vorgeneigt im Sitzen

Ausführung:
Um die korrekte Ausgangsposition einzunehmen, setzt man sich zunächst gerade und aufrecht auf den Stuhl beziehungsweise Hocker. Die untere Wirbelsäule ist leicht nach innen gewölbt (physiologische Lordose). Ohne die Wirbelsäulenhaltung zu verändern wird der Oberkörper nach vorn geneigt, die Bewegung findet in der Hüfte statt. Nun ist der Oberkörper vorgeneigt, der Rücken aber nicht gerundet. Die Oberkörperposition wird für die gesamte Dauer der Übungsserie (zum Beispiel 12 Wiederholungen) unverändert beibehalten. Die Arme hängen seitlich senkrecht herab.

Nun werden die Hanteln gleichzeitig zur Seite angehoben bis sich die Oberarme auf Höhe der Schultern (oder geringfügig höher) befinden. Dann werden die Hanteln wieder abgesenkt. Kurz vor Erreichen der senkrechten Armposition erfolgt eine erneute Hebung usw.

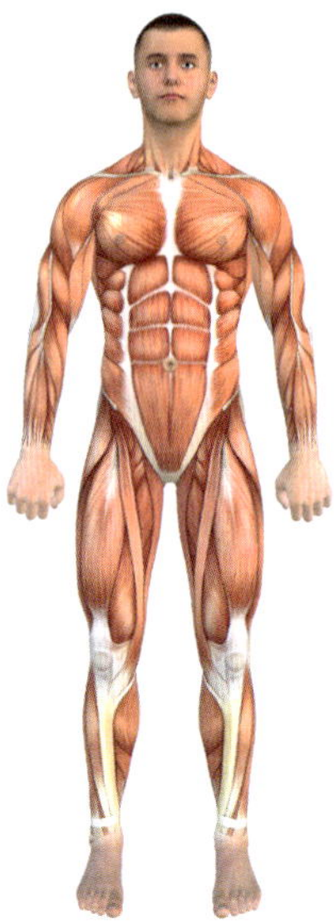

Beachte:
Der Oberkörper wird etwa 45° nach vorn geneigt. Achte auf eine neutrale Handgelenksposition – das Handgelenk darf nicht nach unten abgewinkelt sein. Vermeide in jedem Fall eine schwunghafte Ausführung. Bewege nur aus den Schultergelenken ohne die Schul-

terblätter anzuheben (der Kopf darf nicht zwischen den Schultern »versinken«). Halte die Ellbogen nicht voll durchgestreckt, sondern fixiere sie in einer minimalen Beugestellung.

Ziel:
Diese Übung trainiert den hinteren Anteil des Deltamuskels der Schulter sowie die interscapuläre Muskulatur zwischen den Schulterblättern. Eine weitere Wirkung wird für die Haltemuskulatur der unteren und mittleren Wirbelsäule erzielt, die den vorgeneigten Oberkörper stabilisieren muss.

Bedeutung:
Alltag: Der hintere Deltamuskel zieht den Arm nach hinten, daher wird er zum Beispiel bei Ziehbewegungen aktiv. Ansonsten wenig Einsatzbereiche.
Sport: alle Sportarten mit hoher Schulterbelastung, u.a. Handball, Volleyball, Tennis, Rudern, Turnen, Schwimmen.
Medizin: Der Muskel unterstützt die Stabilität des Schultergelenks. Die Übung fördert die aufrechte Haltung der Brustwirbelsäule und die Stabilität der Lendenwirbelsäule.

Variation 1:
Die Übung wird im fortgeschrittenen Stadium im Stehen durchgeführt (siehe Übung 18, Seite 86).

Variation 2:
Eine noch intensivere Wirkung auf den hinteren Deltaanteil erreicht man, wenn man die Hantel nach vorn gekippt hält. Die Handrücken zeigen nun in der Startposition etwas nach vorn, nicht zur Seite.

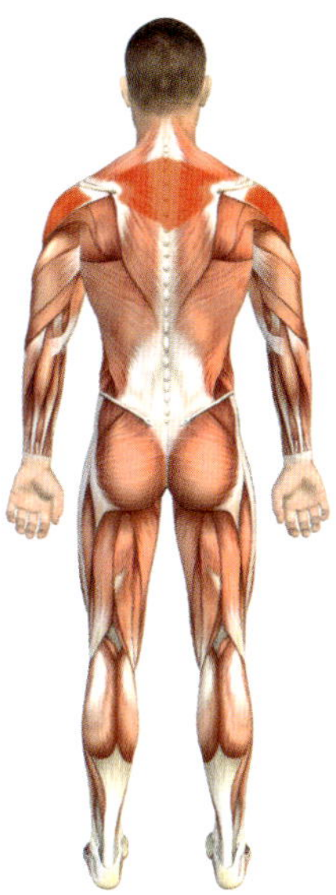

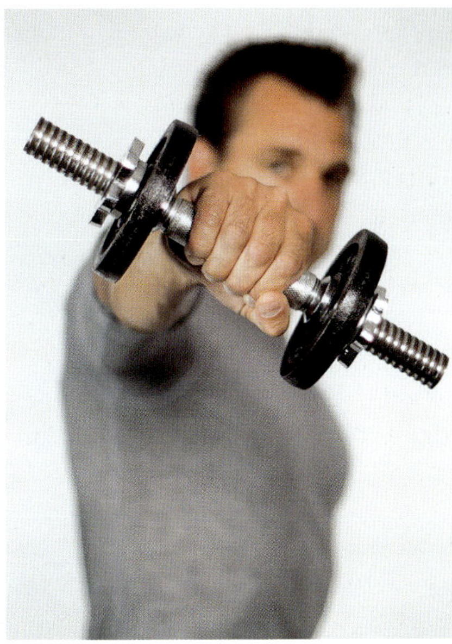

Die Hantelkippung nach vorn intensiviert die Wirkung auf den hinteren Deltamuskel.

= Bewegtes Gelenk

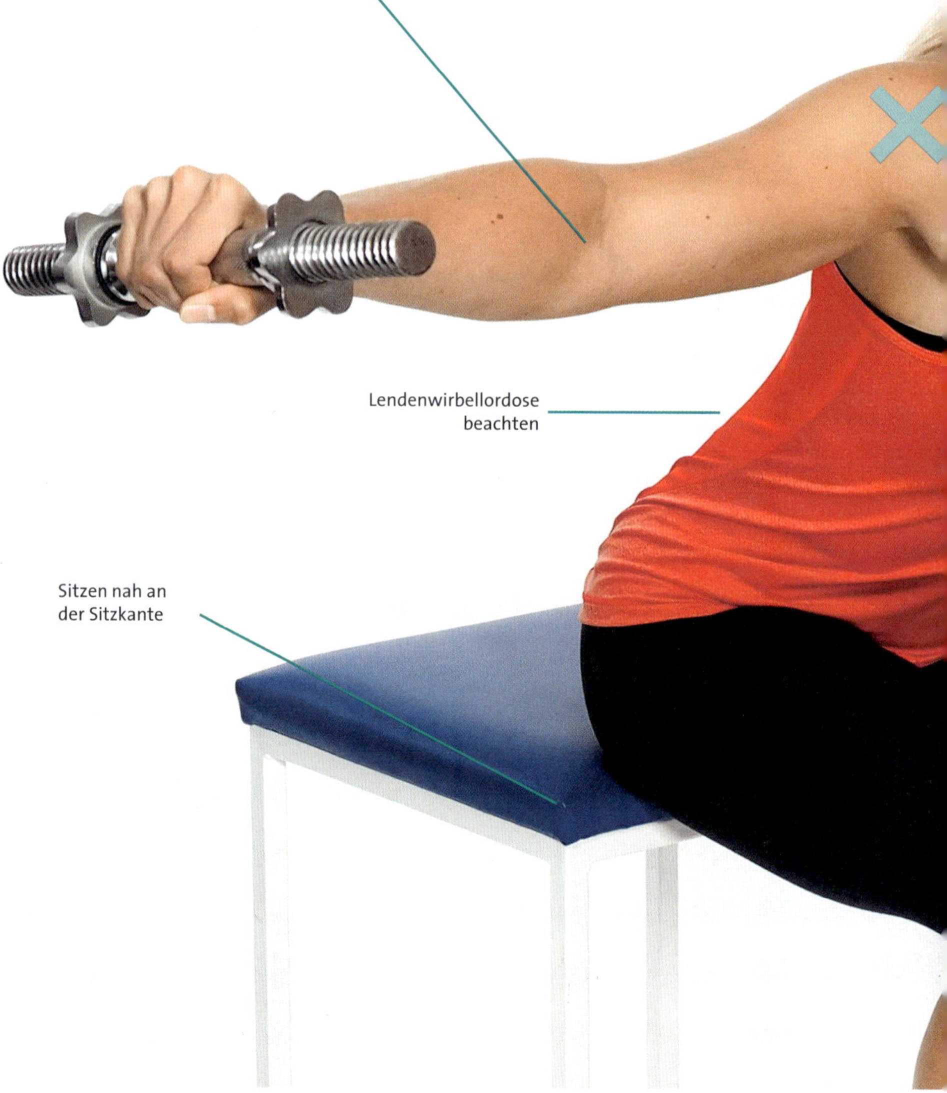
Ellbogen leicht angebeugt
Lendenwirbellordose beachten
Sitzen nah an der Sitzkante

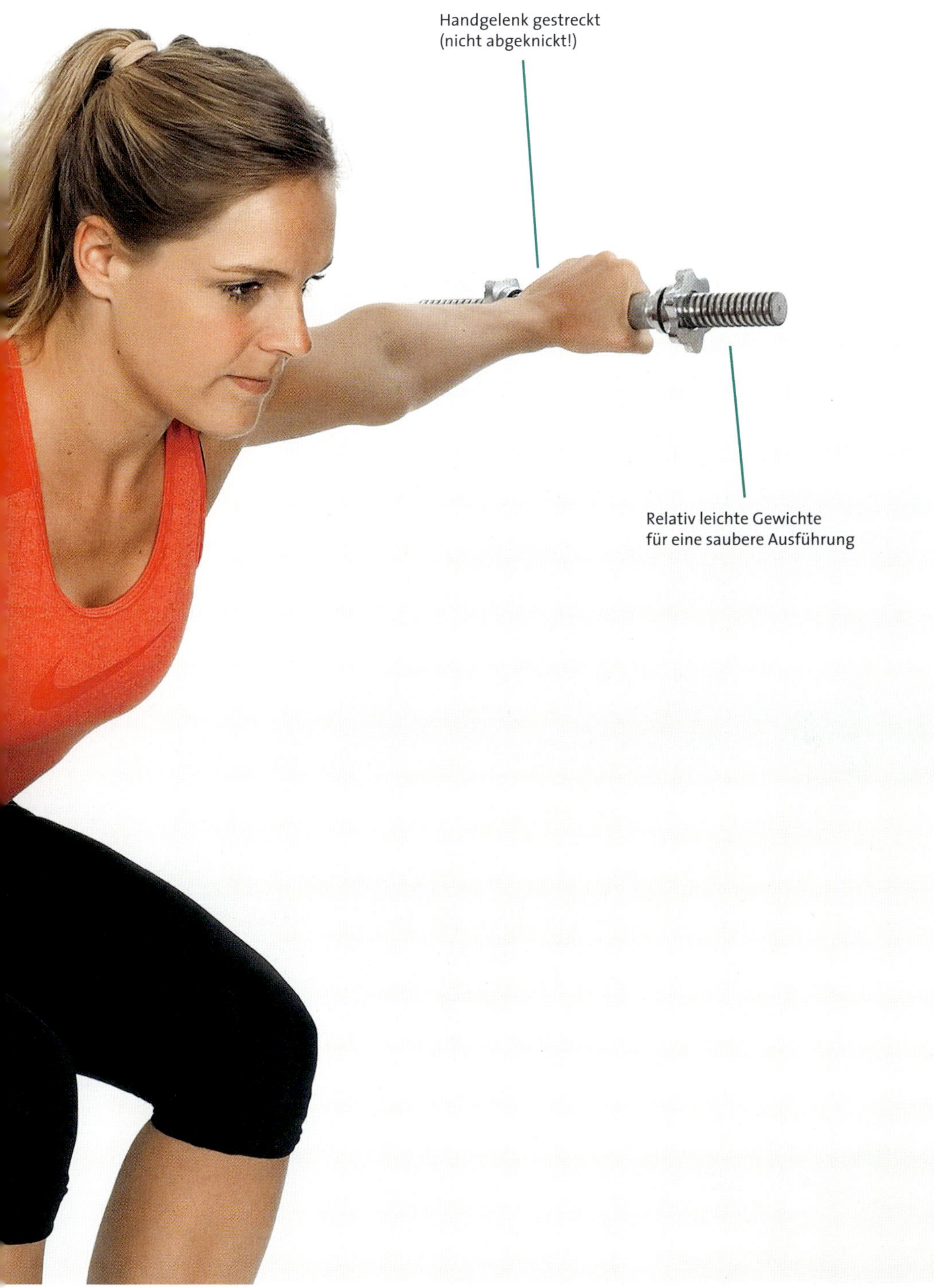
Handgelenk gestreckt
(nicht abgeknickt!)
Relativ leichte Gewichte
für eine saubere Ausführung

Übung 9: Bauch-Crunch

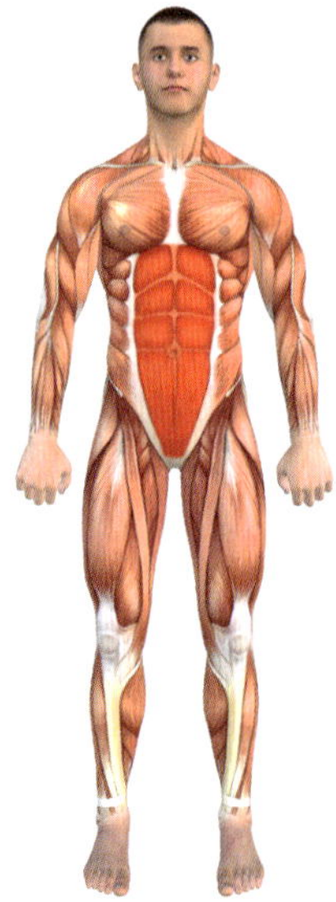

Ausführung:
In der Ausgangsposition ruhen Oberkörper und Becken auf dem Boden. Die Füße sind bei angewinkelten Knien hüftbreit aufgestellt. Die Fußspitzen sind abgehoben, so dass nur die Fersen die Beine stützen. Die Hände sind hinter dem Kopf verschränkt und stützen ihn. Die Lendenwirbelsäule wird auf den Boden gedrückt, wodurch sich die physiologische Lordose (Hohlwölbung) auflöst. Nun wird der Oberkörper vom Boden aufgerollt, ohne dass die Lendenwirbelsäule den Boden verlässt (Druck halten!). Ist der höchste Punkt der Aufrollbewegung erreicht, wird der Oberkörper wieder langsam abgerollt, bis der Schultergürtel fast wieder am Boden aufliegt. Dann erfolgt sofort wieder eine Aufrollbewegung usw.

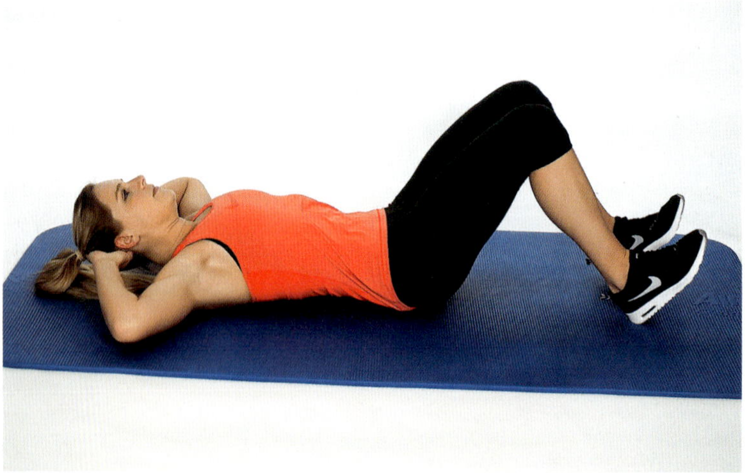

Startposition

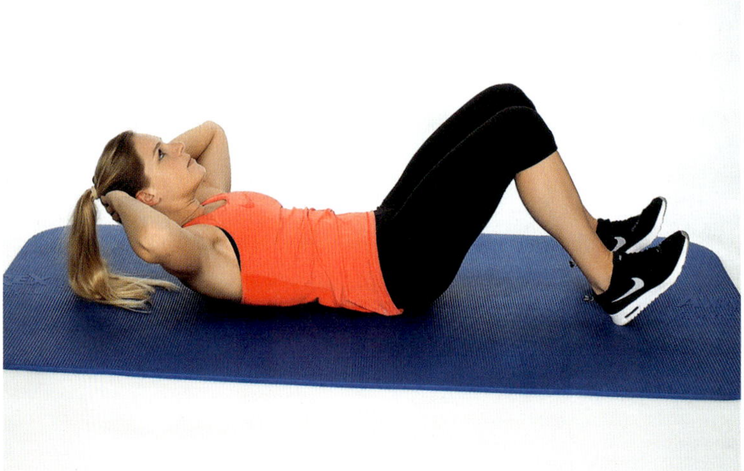

Endposition

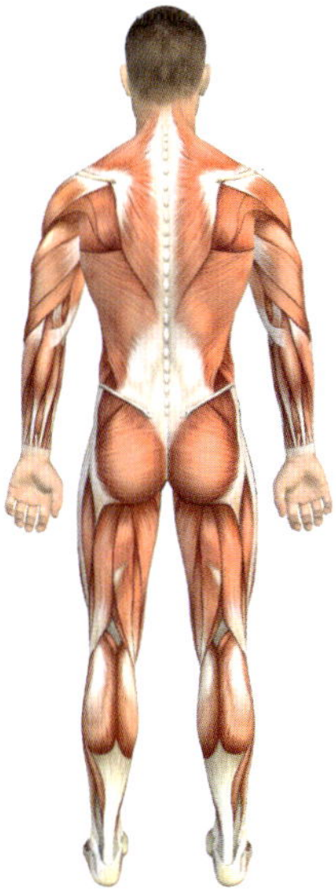

Beachte:
Halte während der gesamten Durchführung die Lendenwirbelsäule auf den Boden gepresst. Insbesondere am Ende der Absenkphase wird es schwierig den Druck zu halten – übe dies!

Die Crunch-Bewegung ist eine kleine Bewegung und sollte ohne Schwung durchgeführt werden. Ziehe nicht mit den Händen am Kopf: Der Kopf ruht in den Händen »wie in einem Kissen«.

Ziel:
Diese klassische Übung mit dem eigenen Körpergewicht trainiert vor allem die Bauchmuskulatur, sowohl die gerade (»Six-Pack«) als auch die schräge.

Bedeutung:
Alltag: beim Hochkommen aus der Rückenlage relevant, ansonsten vor allem als Stabilisator der Wirbelsäule im Einsatz, zum Beispiel bei Schiebebewegungen der Arme, beim Abstützen des gestreckten Körpers mit den Armen und bei Drehbewegungen des Oberkörpers.
Sport: alle Sportarten mit schnellen und kraftvollen Rumpfbewegungen, u.a. Fußball, Handball, Basketball, Tennis, Turnen, Leichtathletik, Kampf- und Kraftsport.
Medizin: Die Bauchmuskeln tragen wesentlich zur Stabilität der Wirbelsäule bei und dürfen in keinem Rückentraining fehlen. Vorsicht bei Leistenbrüchen und nach Operationen im Bauchraum: ärztliche Rücksprache empfohlen!

Variation:
Es gibt zahlreiche Variationen des Bauch-Crunches. Die oben beschriebene Version hat eine komplexe Wirkung auf die gesamte Bauchmuskulatur. Eine Betonung der unteren Anteile der Bauchmuskulatur erreicht man, indem man die Aufrollbewegung vom Becken her durchführt. Dabei bleibt der Oberkörper liegen und das Becken wird – durch den Druck der Lendenwirbelsäule auf den Boden – abgehoben. Die Beinposition muss dabei fixiert werden (zum Beispiel rechter Winkel im Kniegelenk).

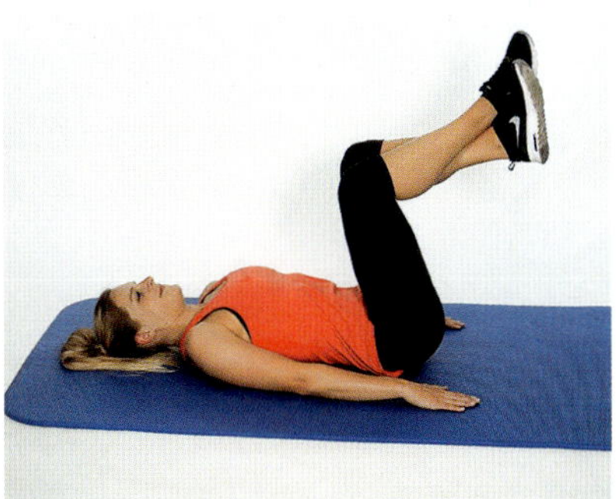

Das Aufrollen des Beckens entlastet die Halswirbelsäule und trainiert die unteren Anteile der Bauchmuskeln stärker.

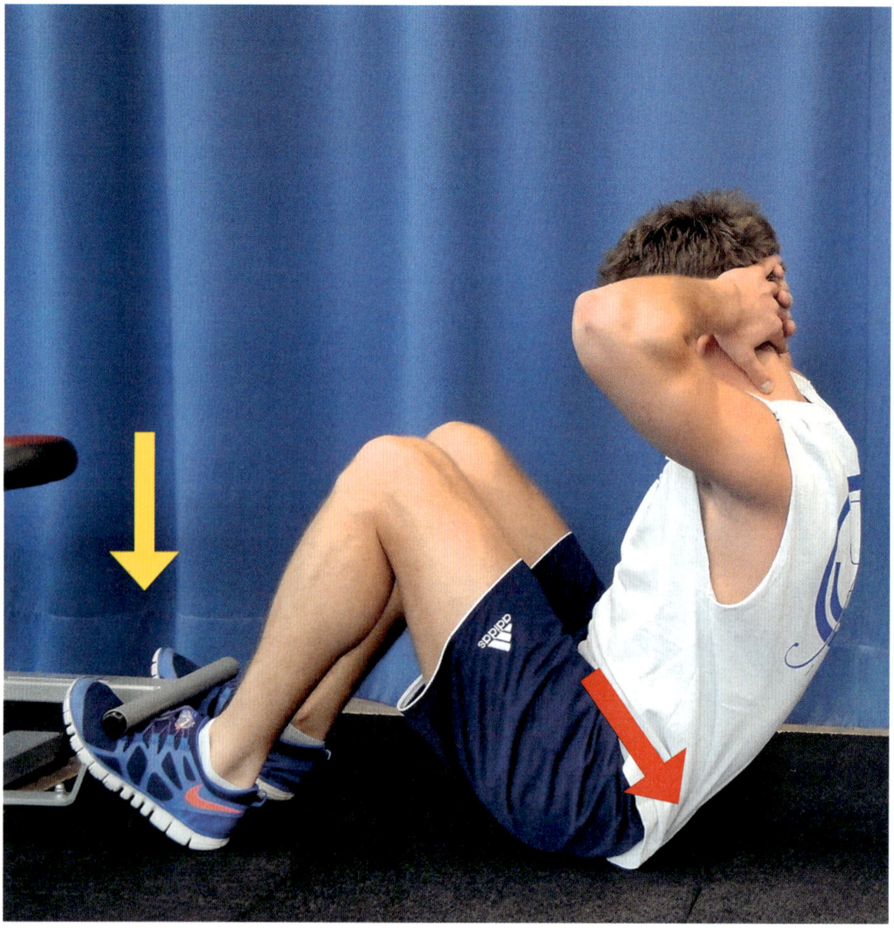

Der »Crunch« wird im Fitnesstraining oft mit untergeklemmten Füßen (gelber Pfeil) durchgeführt. Hierdurch kommt man zwar deutlich höher mit dem Oberkörper, provoziert aber über den Zug der Hüftbeugemuskeln (roter Pfeil) eine starke Belastung der Lendenwirbelsäule, insbesondere wenn man es nicht schafft, den Rücken sauber auf- und abzurollen.

Aus diesem Grunde ist es für den Trainingsanfänger ratsam, die auf den vorhergehenden Seiten angegebenen Übungsformen zu trainieren.

Das Unterklemmen der Füße beim Bauchmuskeltraining sollte gut trrainierten Sportlern vorbehalten bleiben bzw. Sportlern, welche den kombinierten Einsatz von Hüftbeugern und Bauchmuskeln in ihrer Sportart benötigen, z. B. Turner und Ruderer.

2.4 Erweiterungsübungen

Die Erweiterungsübungen dienen dazu, Steigerungs- und Variationsmöglichkeiten für die Basisübungen zu präsentieren beziehungsweise weitere Muskelgruppen in das Training aufzunehmen. Wie die neuen Übungen sinnvoll mit den bestehenden kombiniert werden können, zeigen die Mustertrainingspläne (Kap. 2.6, ab Seite 115).

Die 13 Erweiterungsübungen sind:

- Kniebeugen im Ausfallschritt
- Wadenheben einbeinig
- Konzentrationscurl
- Schulterdrücken
- Trizepsdrücken im Stehen
- Reverser Curl
- Frontheben
- Schulterheben
- Seitheben vorgeneigt im Stehen
- Kreuzheben
- Rumpfstabilisation im Vierfüßler-Stand
- Außenrotation
- Handgelenk-Curl

Übung 10: Kniebeuge im Ausfallschritt

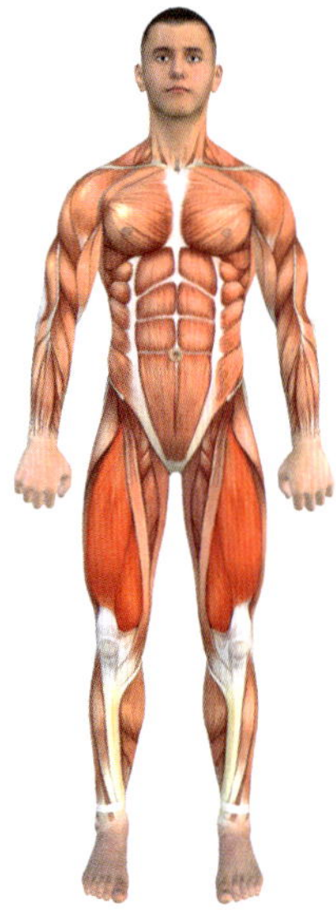

Ausführung:
Eine weite Schrittstellung wird eingenommen. Das Knie des vorderen Beins befindet sich deutlich hinter dem Vorfuß, der Unterschenkel steht nahezu senkrecht, das Knie ist leicht gebeugt. Der Fuß hat vollen Sohlenkontakt. Das hintere Bein steht nur auf dem Vorfuß und ist weit nach hinten gesetzt. Der Oberkörper ist aufrecht, der Rücken gestreckt. Die Hanteln werden mit herabhängenden Armen neben dem Körper gehalten. Nun wird das Gesäß durch Beugung der Knie nahezu senkrecht abgesenkt. Dabei bewegt sich das vordere Knie etwas nach vorn. In der tiefsten Position schwebt das hintere Knie etwa eine Handbreite hinter der Ferse des vorderen Fußes knapp über dem Boden. Das vordere Knie steht etwa lotrecht über der Fußspitze.

Nach jeder Serie (zum Beispiel 12 Wiederholungen) wird eine Serienpause (ca. 60 sec.) eingelegt und dann die Seite gewechselt.

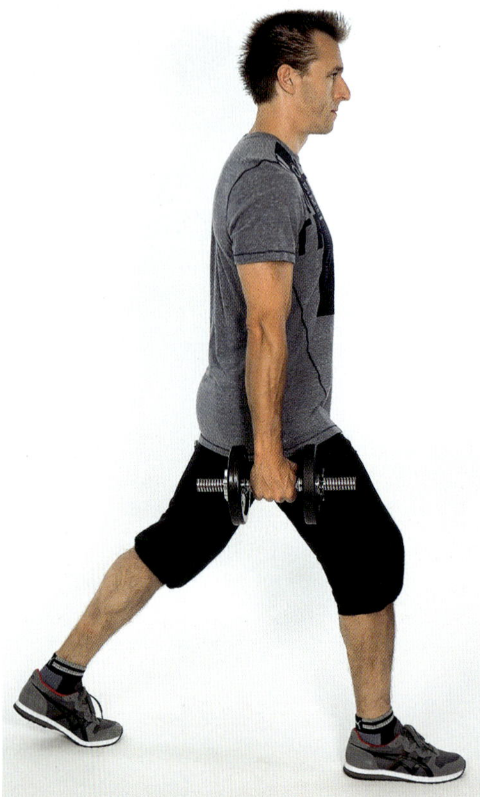

Startposition

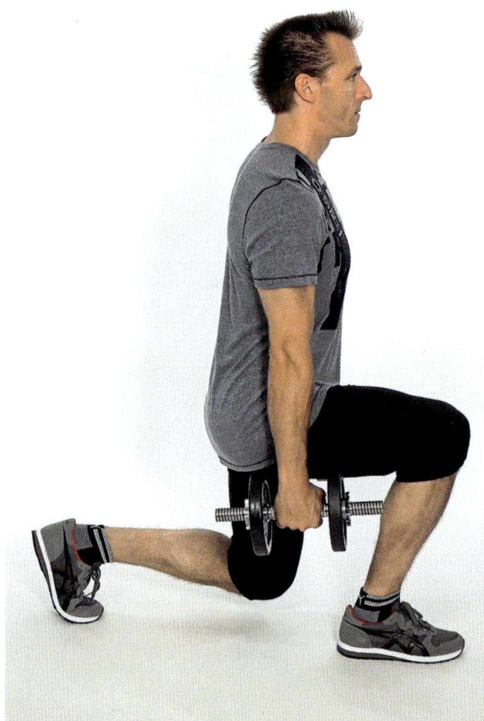

Endposition

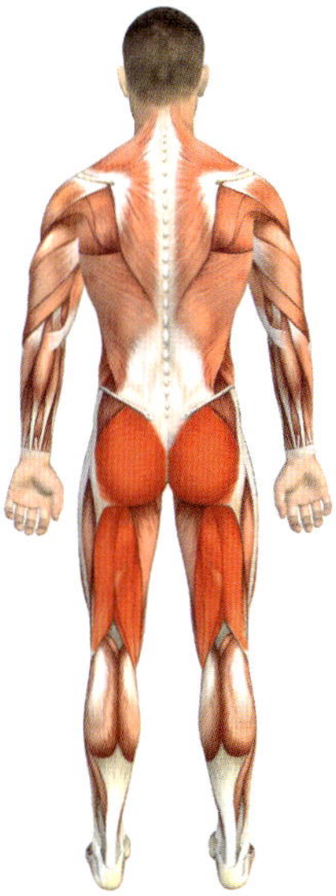

Beachte:
Das vordere Knie sollte nicht vor die Fußspitze geschoben werden. Vermeide auch ein Einknicken der Knie nach innen. Halte den Oberkörper aufrecht. Der hintere Fuß stützt während der gesamten Ausführung auf dem Vorfuß. Probiere die Bewegung zunächst ohne Hanteln aus. Achte darauf, dass das hintere Knie nicht den Boden berührt!

Ziel:
Diese Übung kräftigt die Oberschenkel- und Gesäßmuskulatur. Während das vorangestellte Bein mehr über die Hüftstrecker arbeitet (hinterer Oberschenkel und Gesäßmuskel), ist im zurückgestellten Bein insbesondere der Kniestrecker (Quadrizeps) aktiv.

Bedeutung:
Alltag: alle Geh- und Laufbelastungen, Aufstehen aus tiefen Körperpositionen, Treppe steigen.
Sport: alle Sportarten mit Geh- und Laufbelastungen und kraftvollem ein- und beidbeinigem Beineinsatz, u.a. Fußball, Handball, Volleyball, Skifahren, Leichtathletik, Turnen, Bergwandern, Kampf- und Kraftsport.
Medizin: Stabilisierung der Kniegelenke (nicht ausführen, wenn Schmerzen in tiefen Kniebeugewinkeln auftreten!)

Variation:
Um das vordere Bein noch stärker zu belasten, kann der hintere Fuß deutlich weiter nach hinten genommen werden und stützt auf einer kleinen Erhöhung (zum Beispiel Treppenstufe, Bänkchen). Hierdurch wird die Übung zu einer Einbeinkniebeuge, da das fast gestreckte, hintere Bein kaum noch Unterstützung leisten kann. Achte auch bei dieser Ausführung darauf, dass das Knie des vorderen Beins nicht über die Fußspitze hinaus nach vorn geschoben wird.

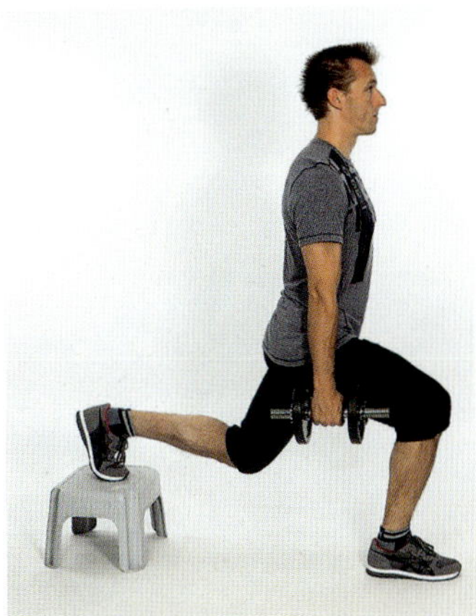

Die Einbeinkniebeuge beansprucht fast ausschließlich das vordere Bein.

Übung 11: Wadenheben einbeinig

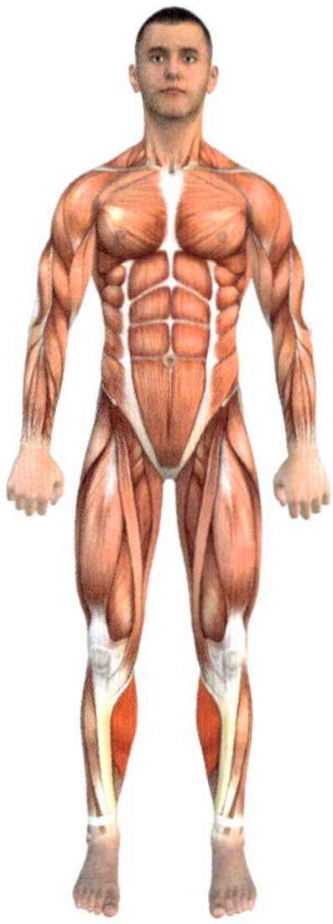

Ausführung:
Man stellt sich mit dem vorderen Teil der Füße (Zehen und Ballen) auf eine Treppenstufe oder andere stabile Kante um die Übung durchzuführen. Die Fersen ragen über die Kante hinaus. Im aufrechten, hüftbreiten Stand wird die Hantel einseitig mit herabhängendem Arm seitlich neben der Hüfte gehalten. Auf der Gegenseite wird der Unterschenkel nach hinten geklappt und der Fuß schwebt frei in der Luft. Man hält sich dabei mit der freien Hand üblicherweise fest, um das Gleichgewicht besser halten zu können. Die Fußspitze des Standbeins zeigt geradeaus nach vorn. Nun wird die Ferse hochgedrückt, so dass sich der gesamte Körper anhebt. Am Endpunkt der Hebephase steht man nur noch auf dem vorderen Teil des Fußes. Dann wird die Ferse wieder langsam abgesenkt bis sie sich 2–3 Zentimeter unter der Standfläche befindet. Dann folgt ein erneutes Hochdrücken usw.

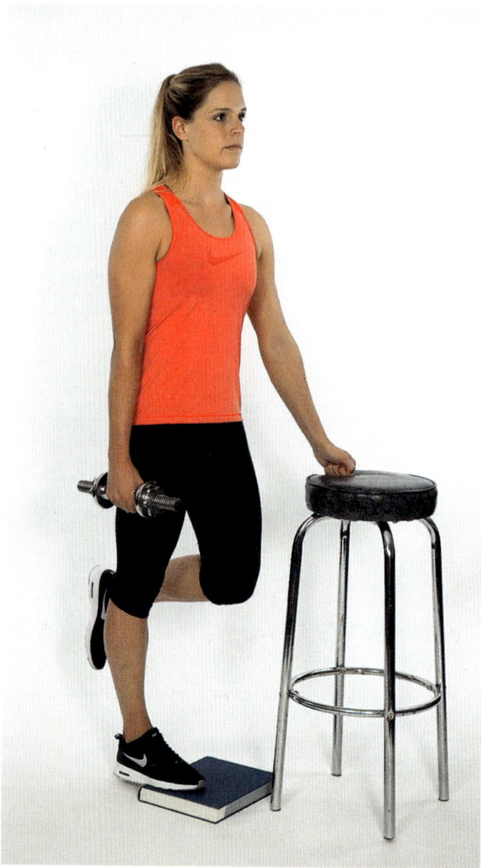

Startposition

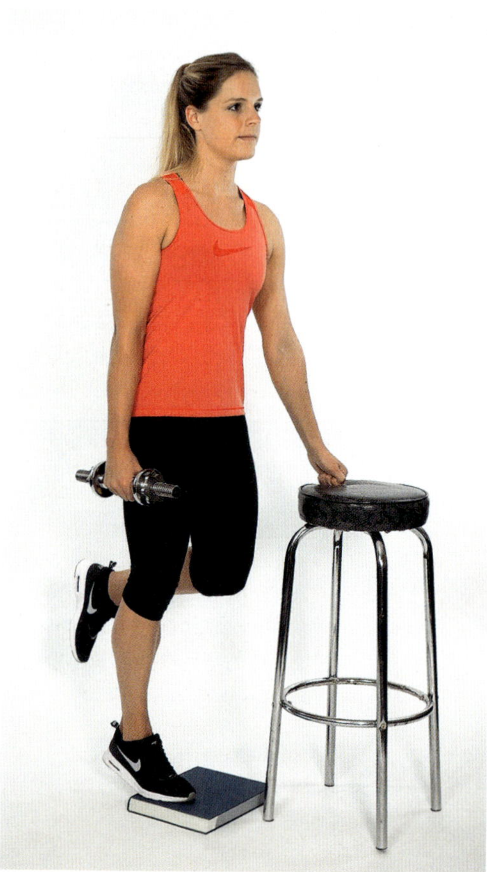

Endposition

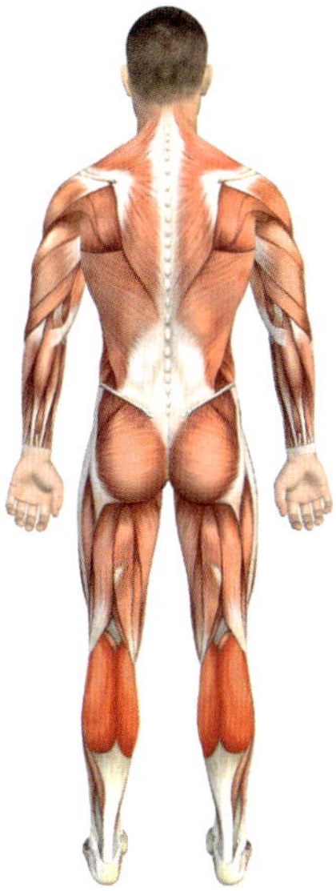

Beachte:
Die Übung kann barfuß oder mit Schuhen mit weichen, flexiblen Sohlen ausgeführt werden. Harte, unflexible Sohlen sind ungeeignet. Die Knie sind während der Ausführung gestreckt. Vermeide ein Abknicken des Fußes nach innen oder außen sowie das Absinken der Hüfte zur Seite des inaktiven Beins.

Ziel:
Das beidbeinige Wadenheben (Übung 2, Seite 50) reicht häufig in der Intensität nicht mehr aus, um beim Fortgeschrittenen noch Aufbaureize zu setzen, da dafür sehr schwere Hanteln notwendig wären. Daher stellt man die Übung auf das einbeinige Wadenheben um. Diese Übung trainiert die gleiche Muskulatur, ermöglicht aber deutlich höhere Intensitäten.

Bedeutung:
Alltag: alle Geh- und Laufbelastungen, besonders bergauf.
Sport: alle Sportarten mit Geh- und Laufbelastungen, zum Beispiel Ballspiele, Leichtathletik, Tennis, Wandern, Walking, Jogging.
Medizin: Die Wade trägt zur Stabilität im Sprunggelenk und im Kniegelenk bei.

Variation 1:
Die Übung kann auch ohne Festhalten durchgeführt werden. Diese Variante erhöht deutlich die Anforderungen an Balance und Gleichgewicht.

Variation 2:
Wenn das beidbeinige Wadenheben zu leicht geworden ist, das einbeinige aber noch zu schwer, kann man folgendes machen: Man absolviert die Übung wie oben beschrieben mit einer Hantel und mit Festhalten durch die freie Hand, drückt sich aber mit beiden (!) Beinen hoch, nimmt am höchsten Punkt der Bewegung den einen Fuß nach hinten in die Luft und lässt sich nur mit dem anderen sehr langsam herab. Dann drückt man sich wieder mit beiden Beinen hoch usw. Hierbei wird ausgenutzt, dass Muskeln in der Absenkphase (exzentrische Kontraktion) deutlich leistungsfähiger sind als in der Aufwärtsbewegung gegen die Schwerkraft. Achte darauf, dass *beide* Füße im Wechsel beansprucht werden, also eine Serie mit Links, eine mit Rechts usw.

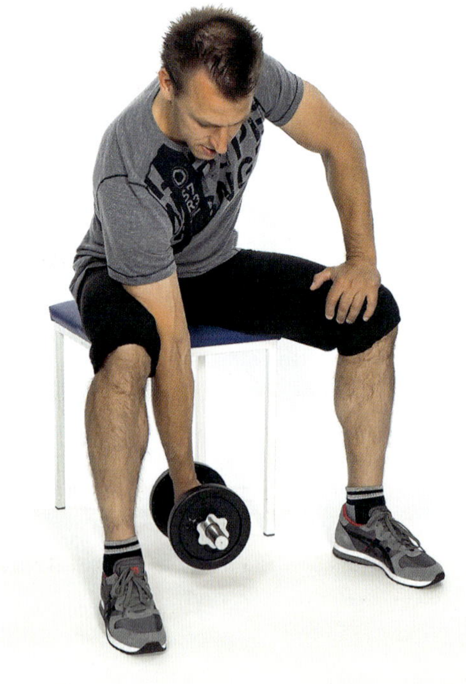

Startposition

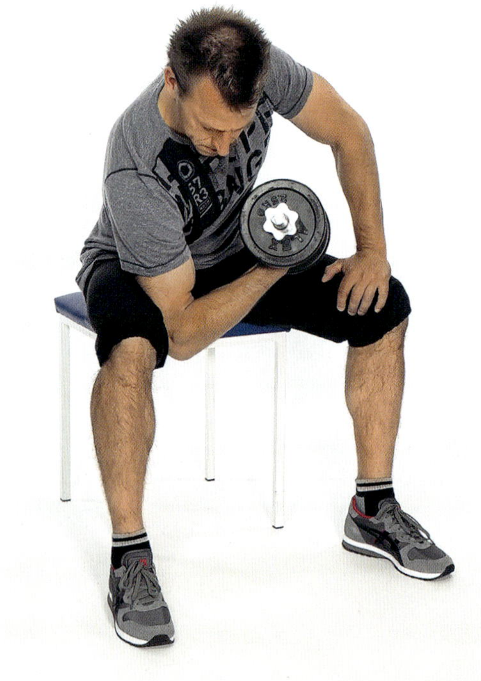

Endposition

Übung 12: Konzentrationscurl

Ausführung:
Man nimmt eine stabile Sitzposition auf Hocker, Bettkante oder Bank ein. Die Beine sind weit gespreizt. Der Rücken ist etwas gebeugt, so dass die Oberarmrückseite am Oberschenkel anliegt. Der Arm hält bei gestrecktem Ellbogen die Hantel. Die Handfläche zeigt zum gegenüber gestellten Bein, auf dessen Oberschenkel der freie Arm stützt. Dieses Abstützen entlastet den Rücken während der Übung. Nun wird die Hantel durch Beugung des Ellbogens auf Schulterhöhe angehoben. Die Hand wird dabei nicht gedreht, so dass die Handfläche am höchsten Punkt zur Schulter zeigt. Aus dieser Position wird die Hantel wieder kontrolliert abgesenkt bis der Arm fast gestreckt ist. Dann erfolgt eine erneute Hebung usw. Nach jeder Serie wird die Seite gewechselt.

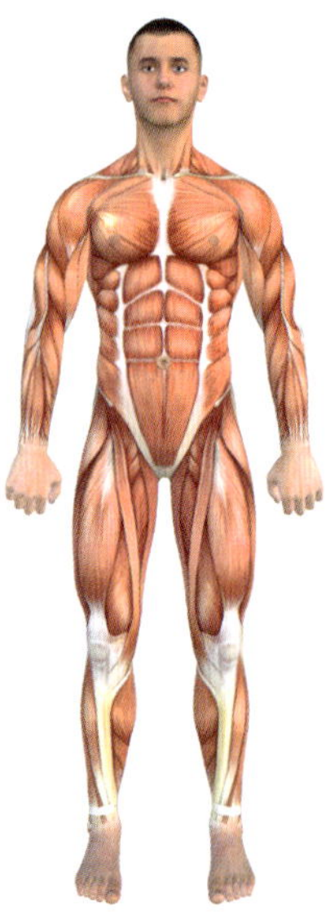

Beachte:
Der Oberarm bewegt sich nicht mit und »ruht« während der gesamten Ausführung am Oberschenkel. Vermeide ein Mitbewegen des Oberkörpers. Halte das Handgelenk stabil (kein Anbeugen des Handgelenks am höchsten Punkt der Bewegung!).

Ziel:
Diese Übung trainiert die vordere Oberarmmuskulatur, insbesondere den Bizeps. Die Kraft der Unterarme (Beugergruppe) wird ebenfalls verbessert. Diese einarmige Ausführung der Bizepsübung ermöglicht die volle Konzentration auf die Bewegung und Anspannung im Muskel. Aufgrund einer geringeren Gesamtaktivität (zweiter Arm ruht, Haltemuskulatur wenig gefordert) wird die Energie fast ausschließlich auf die Armbeugung konzentriert. Die Übung ermöglicht zudem eine spezielle Intensivierungstechnik (siehe Beschreibung der Variation 1).

Bedeutung:
Alltag: Geringe Bedeutung, da der Bizeps meist in komplexen Belastungen wie Heben und Tragen benötigt wird, die durch Übung 5 »Bizepscurl« besser trainiert werden können.
Sport: vor allem zur Körperformung im Fitnesstraining und Bodybuilding.
Medizin: Die lange Sehne des Bizeps unterstützt die Stabilität des Schultergelenks.

Variation 1:
Die Serie wird bis zur Erschöpfung des Muskels durchgeführt. Wenn der Muskel keine weitere Wiederholung mehr alleine schafft, wird die »freie Hand« zuhilfe genommen und unterstützt die Hebung gerade so weit, dass weitere Wiederholungen geschafft werden (ca. 3–4). Unterstütze nur die Hebephase, die Absenkphase schafft der Muskel wieder allein. Diese Technik erhöht die muskuläre Ausbelastung und ermöglicht damit einen intensiveren Trainingsreiz.

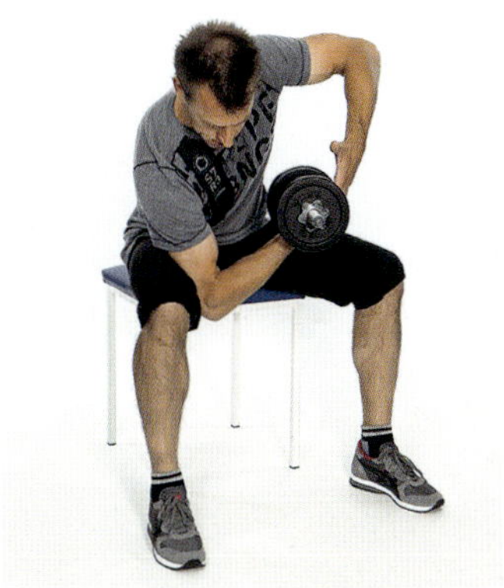

Bei Muskelerschöpfung sind weitere Wiederholungen möglich, wenn die »freie Hand« die Aufwärtsbewegung unterstützt.

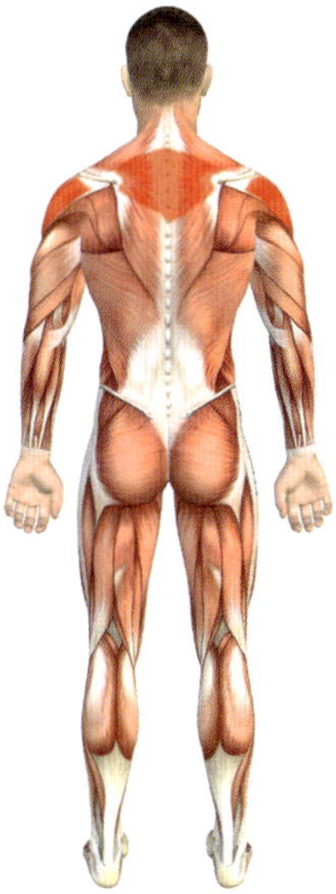

Variation 2:
Als weitere Variation kann aus einer Position gestartet werden, bei der die Handfläche nach hinten zeigt. Während der Hebung wird dann – ähnlich wie beim klassischen Bizepscurl (Übung 5, Seite 56) – die Hand gedreht, so dass sie in der höchsten Position wieder zur Schulter zeigt. In der Absenkphase dreht die Hand dann zurück in die Startposition.

Übung 13: Schulterdrücken

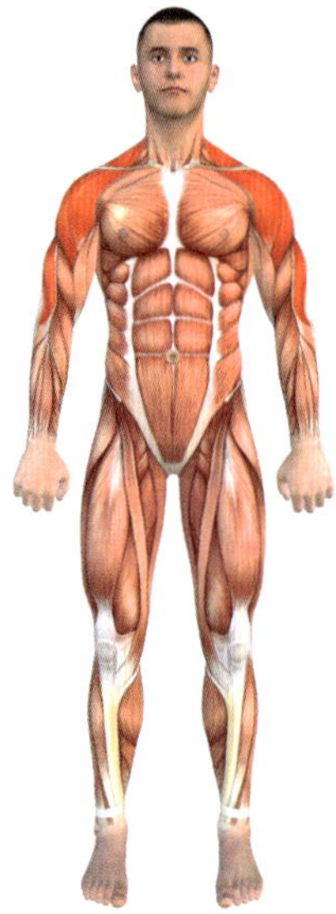

Ausführung:
Im aufrechten Stand werden die Hanteln seitlich neben dem Kopf gehalten. Die Hantelstangen werden waagerecht ausgerichtet und befinden sich in etwa auf der Höhe der Ohren. Die Handrücken zeigen nach hinten. Nun werden die Hanteln gleichzeitig senkrecht nach oben gedrückt, bis die Arme gestreckt sind. Ein leichtes Ausweichen der Hanteln nach innen ist dabei in Ordnung, ein Ausweichen nach außen eher ungünstig. Wenn der höchste Punkt der Bewegung erreicht ist, werden die Hanteln wieder senkrecht abgesenkt bis die Hände sich wieder etwa auf Ohrenhöhe oder etwas darunter befinden. Dann erfolgt eine erneute Hebung.

Vorsicht! Kontrolliere vor der Übung, ob die Hantelscheiben gut gesichert sind. Ein Abrutschen der Scheiben ist bei dieser Übung besonders gefährlich!

Beachte:
Vermeide ein starkes Durchbiegen der Wirbelsäule ins Hohlkreuz. Dies entsteht schnell, wenn die Schultern stark ermüdet sind – häufig gegen Ende der Übungsserie. Vermeide ein zu tiefes Absenken der Hanteln in der Abwärtsbewegung. Die Kontrolle der Hantelbewegung ist am Anfang koordinativ anspruchsvoll, weshalb insbesondere hier die Kontrolle durch einen Spiegel günstig ist.

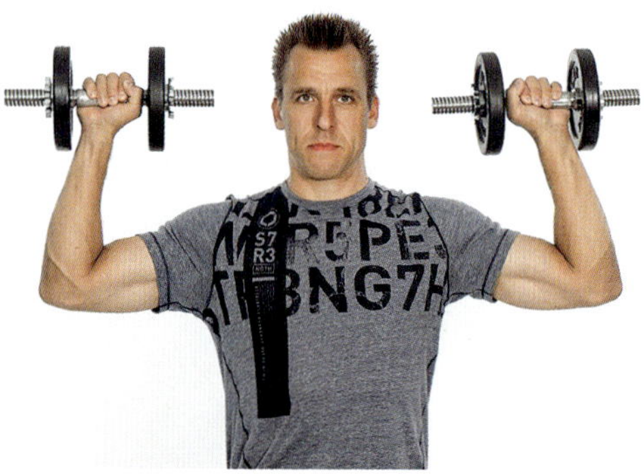

Startposition

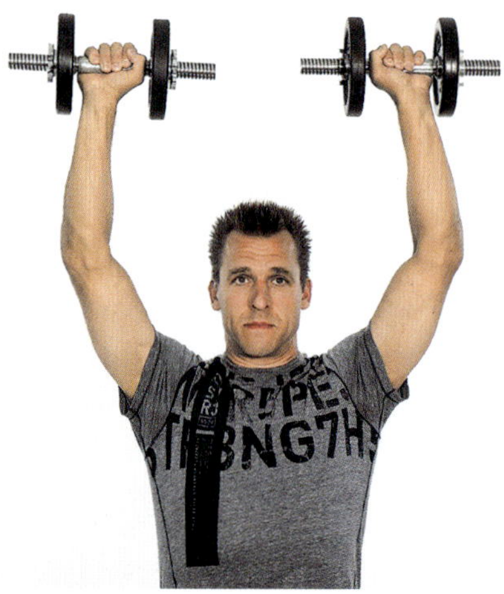

Endposition

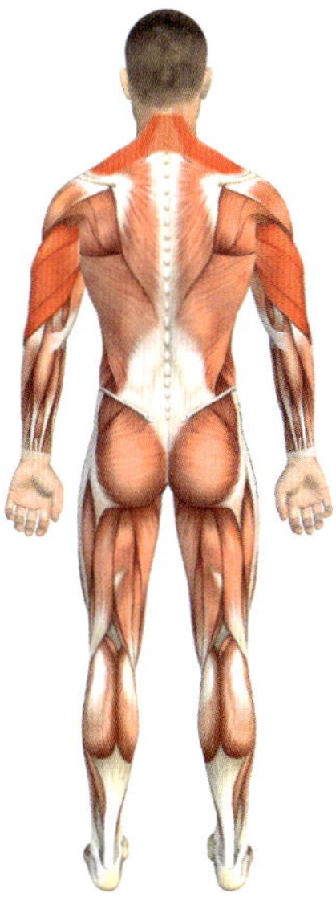

Ziel:
Diese Übung trainiert den vorderen und seitlichen Anteil des Deltamuskels der Schulter. Des Weiteren wird der obere Anteil des Trapezmuskels sowie der Trizeps beansprucht. Die Übung hat eine komplexe Wirkung auf die Kraft im Bereich der Schultern, des Schultergürtels, des Hals-Nacken-Bereiches sowie der Brustwirbelsäule.

Bedeutung:
Alltag: Diese Übung trainiert Muskelbeanspruchungen bei Überkopfarbeiten (zum Beispiel im Handwerk).
Sport: alle Sportarten mit hoher Schulter- und Oberkörperbelastung, vor allem Kampf- und Kraftsport, Gewichtheben, Turnen, Basketball, Volleyball.
Medizin: Die Übung kann in späten Rehabilitationsphasen zur Stabilisierung des Schulter-Nacken-Bereichs eingesetzt werden, nicht aber bei erheblichen akuten oder subakuten Schmerzproblematiken in diesen Regionen.

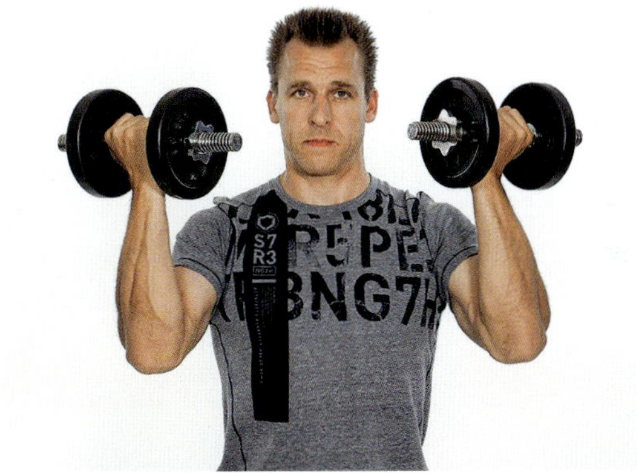

Die Variante mit vorderer, tiefer Startposition beansprucht die Schultermuskulatur noch komplexer und intensiver.

Variation:
Die Übung kann auch so ausgeführt werden, dass die Handrücken am Bewegungsbeginn nach vorn zeigen. Die Hanteln befinden sich dabei tiefer und weiter vorn als beim normalen Schulterdrücken. Während der Aufwärtsbewegung dreht man die Handrücken dann nach hinten. Die Bewegungsbahn der Hanteln bleibt dabei senkrecht. Beide Übungsformen können auch im Sitzen (zum Beispiel auf einem Hocker) durchgeführt werden. Dies erleichtert die korrekte Haltung, insbesondere der Wirbelsäule.

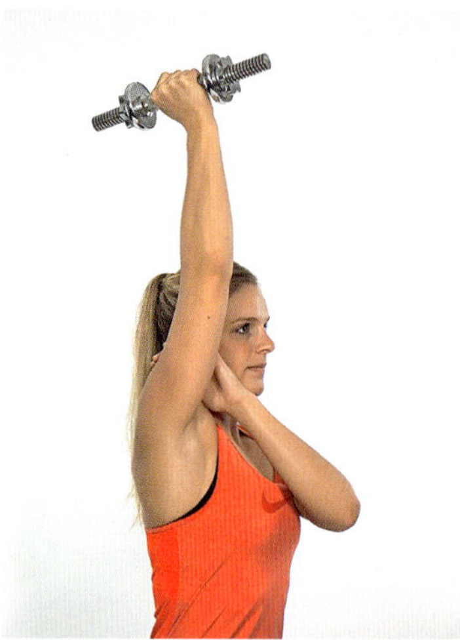

Startposition

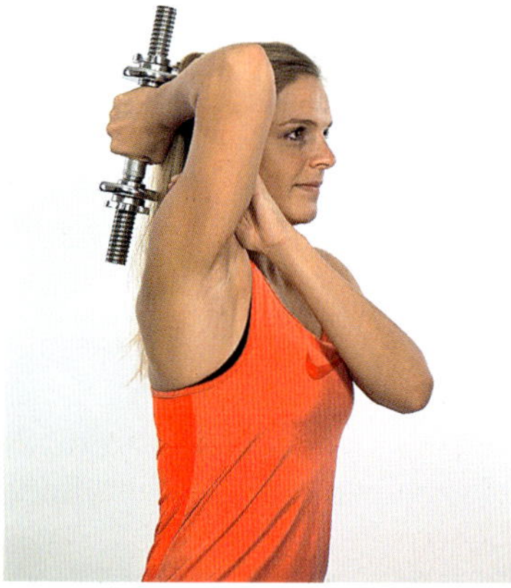

Endposition

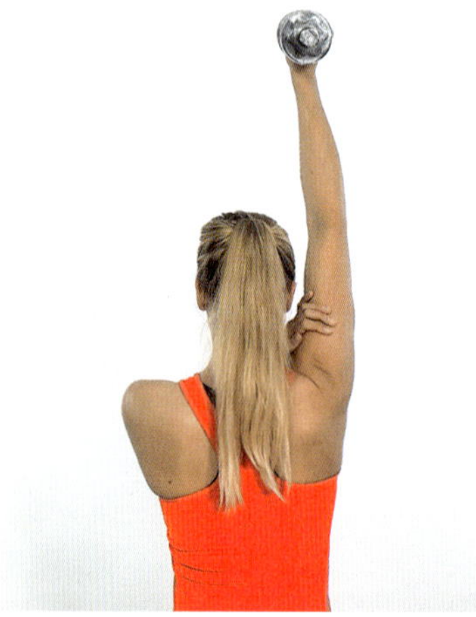

Startposition

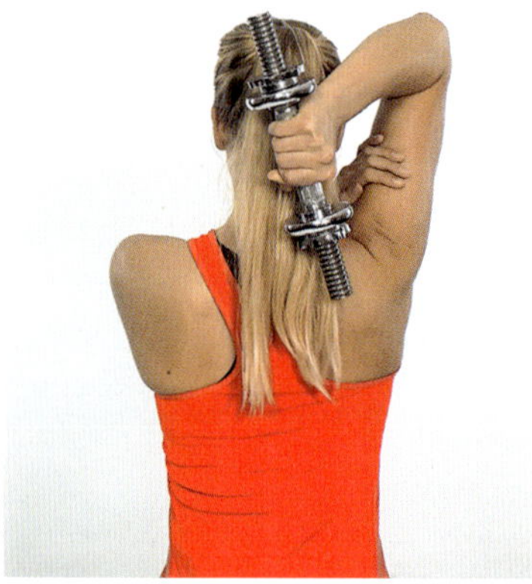

Endposition

Übung 14: Trizepsdrücken im Stehen

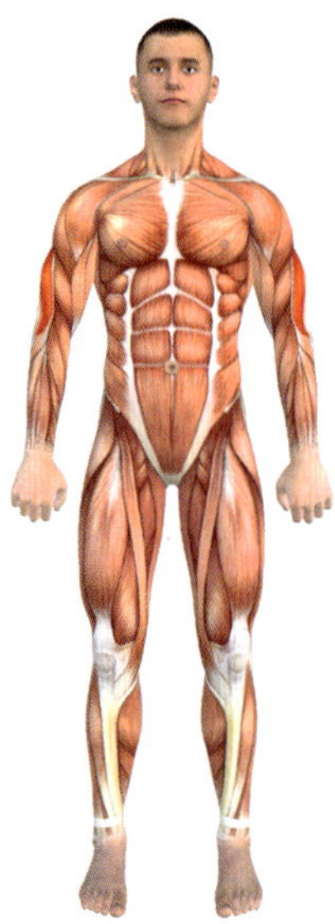

Ausführung:
In der Ausgangsposition steht man hüftbreit mit aufrechtem Oberkörper und gestrecktem Rücken (physiologische Lordose!). Die eine Hand hält die Hantel bei gestrecktem Ellbogen und senkrechter Position des Oberarms. Dabei ist der Arm ca. 45° nach innen gedreht, so dass die Hantelstange nicht direkt nach hinten zeigt, sondern etwas nach innen. Die andere Hand liegt am Bizeps des gestreckten Armes, um die Beibehaltung der korrekten Armposition zu sichern. Nun wird die Hantel durch Beugung des Ellbogens langsam herabgelassen bis Ober- und Unterarm etwa einen rechten Winkel bilden

(Ellbogen auf 90°). Die Hantel ist in der tiefen Position nun hinter dem Kopf. Dann wird die Hantel wieder hochgedrückt bis der Ellbogen fast gestreckt ist. Dann wird sie sofort wieder abgesenkt usw.

Vorsicht! Kontrolliere vor der Übung, ob die Hantelscheiben gut gesichert sind. Ein Abrutschen der Scheiben ist bei dieser Übung besonders gefährlich!

Beachte:
Der Oberarm bleibt unbewegt! Nur der Unterarm bewegt sich. Der Oberkörper bleibt stabil und weicht nicht nach hinten aus (kein Hohlkreuz!). Achte am Ende der Absenkphase auf ein sauberes, kontrolliertes Abbremsen der Bewegung und drücke den Ellbogen in der Hebung nur langsam in die Streckung (kein Schwung!). Vermeide ein zu tiefes Absenken der Hantel, damit der Ellbogen nicht überlastet wird und die Scheiben nicht den Nackenbereich verletzen.

Ziel:
Diese Übung trainiert die hintere Oberarmmuskulatur, also den Trizeps. Die Übung erfordert eine gute Beweglichkeit im Schultergelenk, da der Oberarm bis in die Senkrechte gehoben werden muss.

Bedeutung:
Alltag: Der Einsatz des Trizeps bei senkrechter Oberarmposition kommt vor allem bei Überkopfarbeiten vor (zum Beispiel Handwerk, Verladetätigkeit).
Sport: alle Sportarten mit Überkopfarbeit, u.a. Gewichtheben, Kampf- und Kraftsport, Basketball, Volleyball, Tennis.
Medizin: Der Muskel unterstützt die Stabilität des Ellbogengelenks.

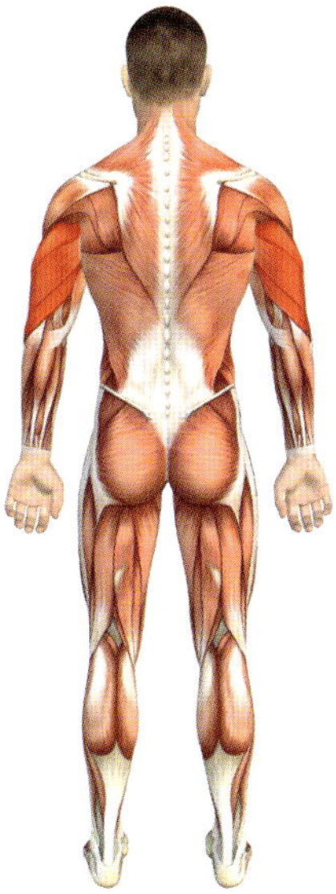

Variation:
Die Übung kann auch beidarmig durchgeführt werden. Hierfür liegt die Hantel mit der Scheibe auf den Handflächen und Fingern beider Hände. Sie wird direkt hinter dem Kopf gehalten. Dann wird sie beidarmig hochgedrückt und wieder abgesenkt.

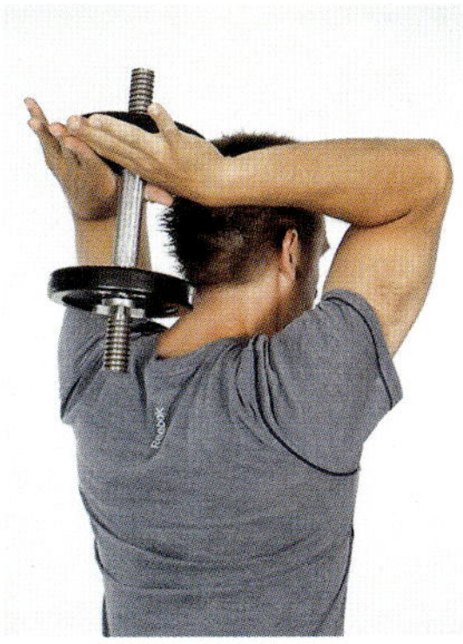

Die beidarmige Variante spart Zeit, erfordert bei trainierten Männern jedoch relativ hohe Gewichte.

Übung 15: Reverser Curl

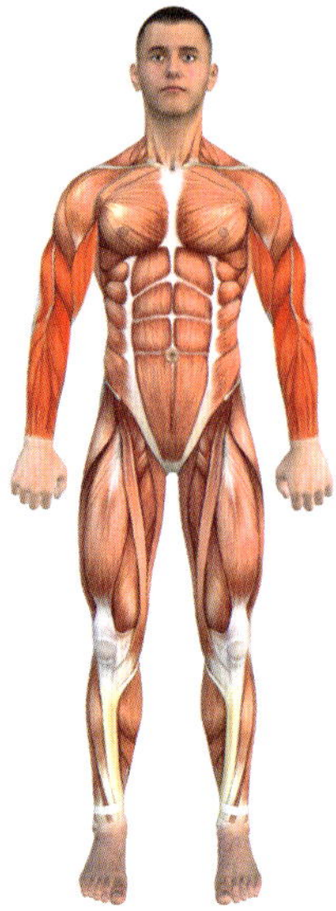

Ausführung:
Im aufrechten Stand werden die Hanteln seitlich am Oberschenkel gehalten. Die Arme sind leicht nach innen gedreht, so dass die Hantelstangen ca. 45° nach innen zeigen. Nun werden die Hanteln gleichzeitig durch Beugung der Ellbogen angehoben. Dabei zeigen die Hanteln eine Schräglage von ca. 30–45° (die äußere Scheibe »hängt tiefer« als die innere). Am höchsten Punkt befinden sich die Hanteln ungefähr auf Höhe der Schultern beziehungsweise knapp darunter. Dann werden die Hanteln wieder in die Startposition abgesenkt bis die Ellbogen fast gestreckt sind.

Beachte:
Die Oberarme bewegen sich bei der Hebebewegung nicht mit nach vorn. Der Oberkörper bleibt stabil (kein Mitschwingen!) und weicht nicht nach hinten aus. Achte auf ein kontrolliertes Absenken der Hanteln. Halte die Handgelenke stabil (kein Abknicken nach unten!). Die leicht schräge Kippung der Hanteln während der Ausführung schützt die Ellbogen vor Überlastung (im Gegensatz zur fixierten Handposition bei Ausführung mit einer Langhantelstange).

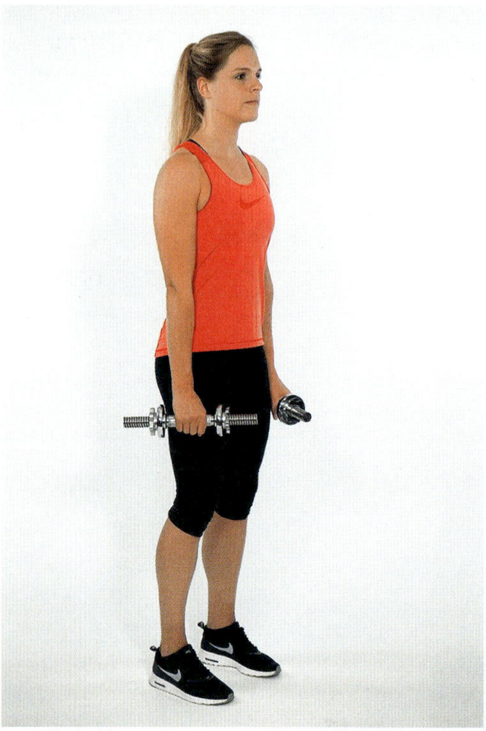

Startposition

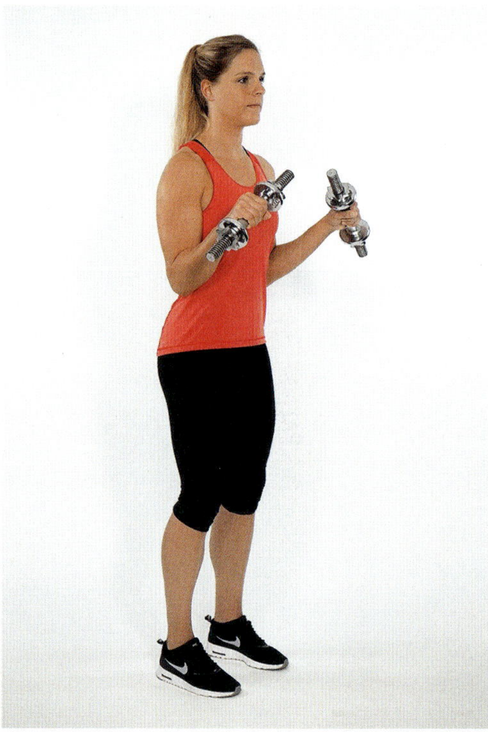

Endposition

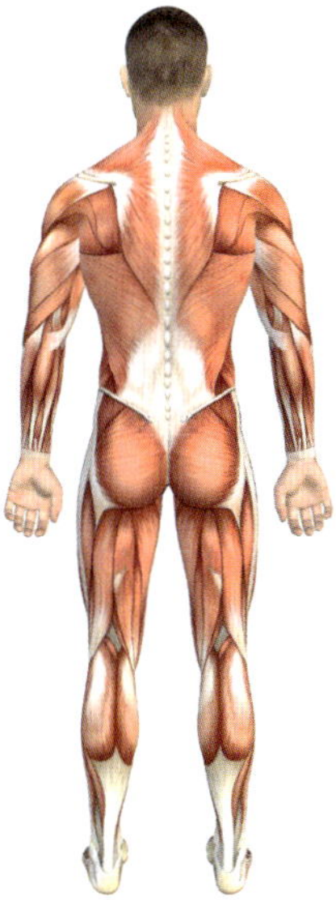

Vorsicht! Diese Übung sollte nicht mit der Variante 2 von Übung 22 (Seite 99) zusammen trainiert werden, da es sonst schnell zu einer Überlastung der Unterarm- und Fingerstrecker kommen kann.

Ziel:
Diese Übung trainiert die vordere Oberarmmuskulatur, im Unterschied zum klassischen Bizepscurl allerdings den Bizeps etwas weniger, dafür intensiv den Brachioradialis und die Handgelenksstrecker am Unterarm. Eine Formung der Unterarme ist demnach eine Zielsetzung, ebenso die Erweiterung des Leistungsspektrums bei Armbeugebelastungen. Da die Gewichte, die hierbei geschafft werden oft deutlich geringer sind als beim klassischen Bizepscurl, ist die Mitwirkung der Rückenmuskulatur geringer.

Bedeutung:
Alltag: Anheben und Hochziehen von Gegenständen, insbesondere, wenn die Handrücken dabei nach oben zeigen.
Sport: Sportarten mit erhöhter Handgelenksbelastung, zum Beispiel Turnen, Tennis, Rudern.
Medizin: Vorsicht bei Neigung zu einem so genannten »Tennisellenbogen«. Bei Anzeichen einer zunehmenden Überreizung nach dem Training am Ellbogen sollte die Übung künftig gestrichen werden.

Variation:
Für diese Übung gibt es keine wichtigen Variationen. Weitere Beugeübungen für den Oberarm sind der Bizepscurl, der Konzentrationscurl und der Hammercurl (siehe die Übungen 5 und 12 auf den Seiten 56 bzw. 74). Der Unterarm auf der Handrückenseite wird auch mit der Variation 2 von Übung 22 (Seite 99) trainiert.

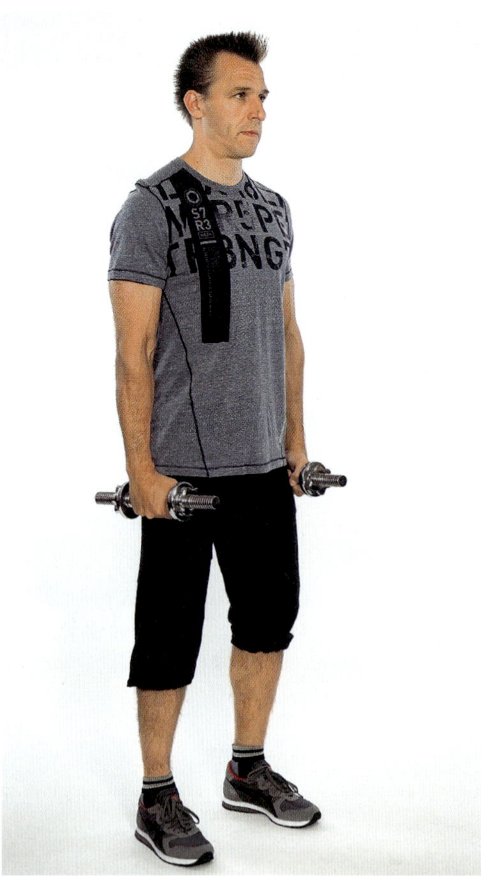

Startposition

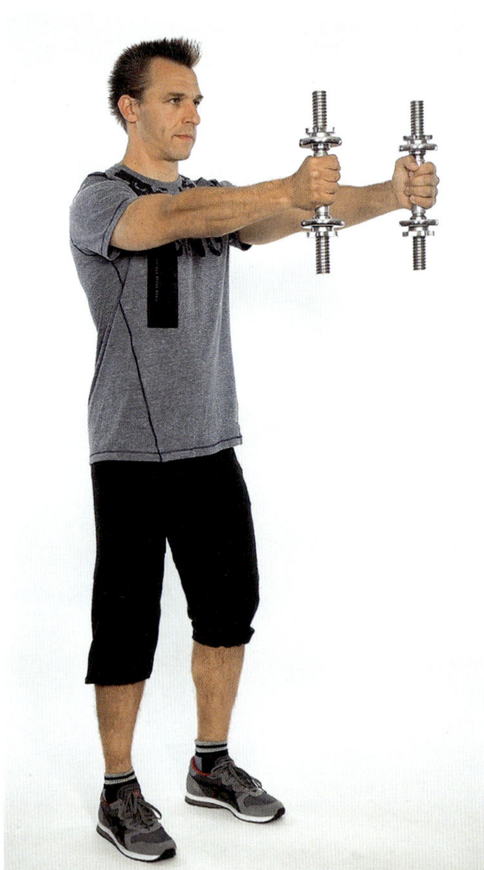

Endposition

Übung 16: Frontheben

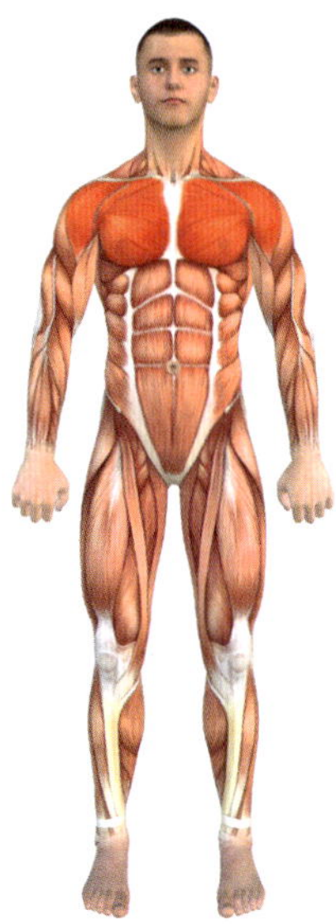

Ausführung:
Im aufrechten Stand werden die Hanteln seitlich neben den Hüften gehalten. Nun werden die Hanteln gleichzeitig nach vorn angehoben bis sich die Oberarme auf Höhe der Schultern (oder geringfügig höher) befinden. Dann werden die Hanteln wieder abgesenkt. Kurz vor Erreichen der senkrechten Armposition erfolgt eine erneute Hebung. Die Handrücken zeigen bei der hier gezeigten Ausführung immer nach außen.

Beachte:
Der Oberkörper bleibt stabil (kein Mitschwingen!) und weicht nicht nach hinten aus. Vermeide ein Durchschwingen der Hanteln am Ende der Absenkphase durch ein sauberes, kontrolliertes Abbremsen der Bewegung bevor die Arme die senkrechte Position errei-

chen. Vermeide eine schwunghafte Ausführung. Halte die Ellbogen nicht voll durchgestreckt, sondern fixiere sie in einer minimalen Beugestellung. Fixiere die Handgelenke in der Neutralstellung, kein Abknicken nach unten oder oben.

Ziel:
Diese Übung trainiert insbesondere den vorderen Anteil des Deltamuskels der Schulter. Ein weiterer Muskel, der hierbei beansprucht wird, ist der obere Anteil des großen Brustmuskels (Pectoralis maior). Als Nebeneffekt wird die Rückenstreckmuskulatur beansprucht, was die Stabilisation der Wirbelsäule fördert.

Bedeutung:
Alltag: Im Alltag werden die hier trainierten Muskeln zum Beispiel bei Überkopfarbeiten gebraucht, oder um Gegenstände nach vorn oben zu heben (zum Beispiel in ein hohes Regal).
Sport: alle Sportarten mit Überkopfbelastungen, zum Beispiel Basketball, Volleyball, Tennis, Kraftsport.
Medizin: In Kombination mit anderen Schulterübungen fördert die Übung die Stabilisation der Schultergelenke. Sie ist auch für die Stabilisation der Wirbelsäule als Rückenübung einsetzbar.

Variation 1:
Die Handhaltung kann variiert werden. Bereits in der Startposition (dann etwas vor der Senkrechten) zeigen die Handflächen nach vorn (Variation 1a) oder nach hinten (Variation 1b). In der Endposition dann nach oben (1a) beziehungsweise unten (1b).

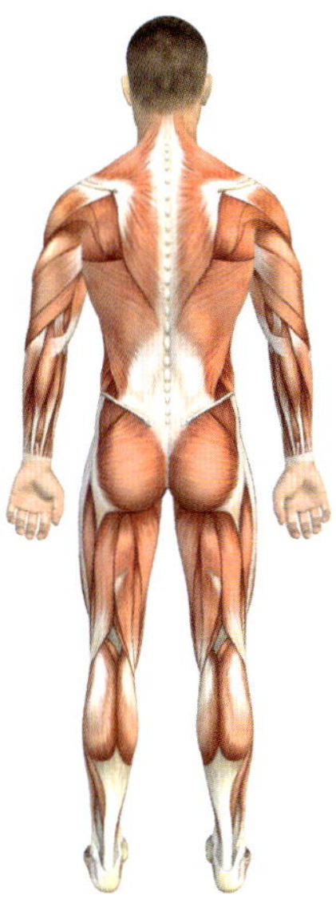

Variation 2:
Wenn generell die Spannung im Rücken beim gleichzeitigen Anheben der Arme zu unangenehm ist, sollte man zunächst den einen Arm heben, diesen wieder absenken, und dann erst den anderen Arm heben. Diese Variante ist »sanfter« und sollte bei höherer Belastbarkeit (zum Beispiel nach einigen Wochen) durch die oben beschriebene normale Ausführung ersetzt werden.

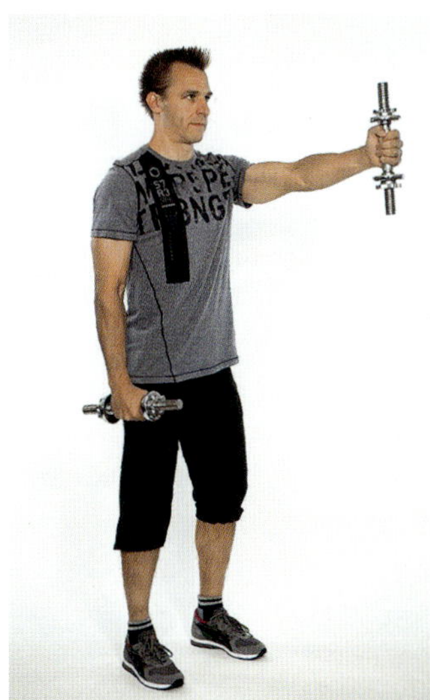

Das abwechselnde Heben der Hanteln ist »sanfter« für den Rücken und beugt einem Ausweichen ins Hohlkreuz vor.

Übung 17: Schulterheben

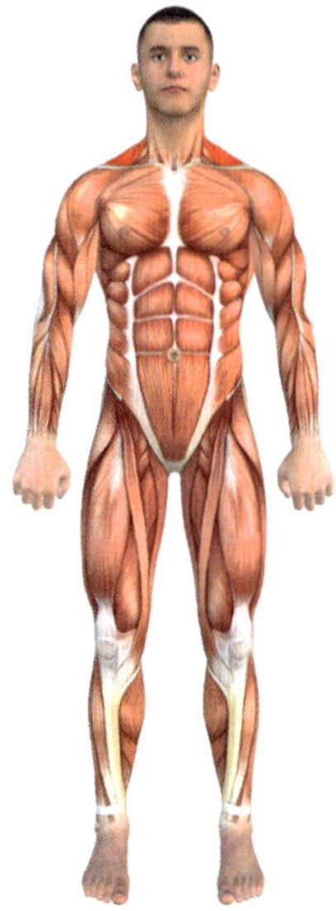

Ausführung:
Im aufrechten Stand werden die Hanteln seitlich neben den Hüften gehalten. Nun werden die Hanteln gleichzeitig durch Anheben der Schultern aufwärts gezogen. Dabei bleiben die Ellbogen gestreckt. Die Schultern bewegen sich senkrecht nach oben (nicht nach vorn!). Wenn der höchste Punkt der Bewegung erreicht ist, werden die Schultern wieder langsam abgesenkt. Am Ende der Absenkphase befinden sich die Schultern wieder in ihrer normalen Position, der Oberkörper ist aber noch aufrecht (kein Rundrücken!).

Beachte:
Die Ellbogen bleiben während der gesamten Ausführung gestreckt, es bewegen sich nur die Schultern und ziehen dadurch den gestreckten Arm nach oben. Ein häufiger Fehler ist die Beugung der Ellbogengelenke. Achte zudem auf ein langsames Absenken der Schultern (Schultern nicht »fallen lassen«!) und auf eine aufrechte Kopfhaltung. Vermeide ein zu langes Verweilen in der höchsten Position, da dies Verspannungen begünstigen kann.

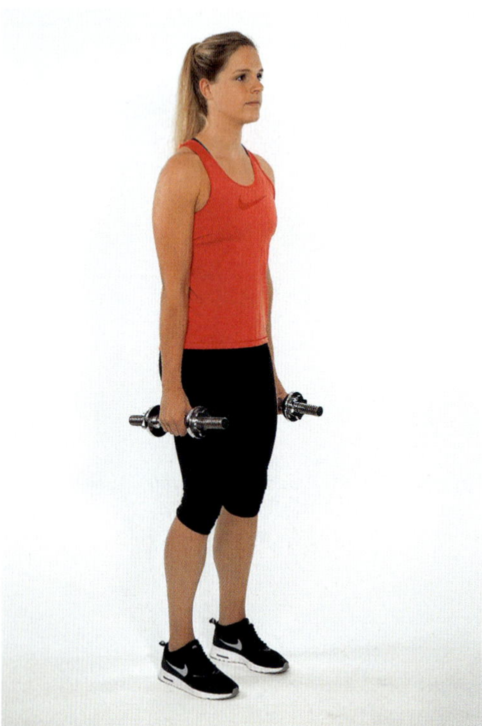

Startposition

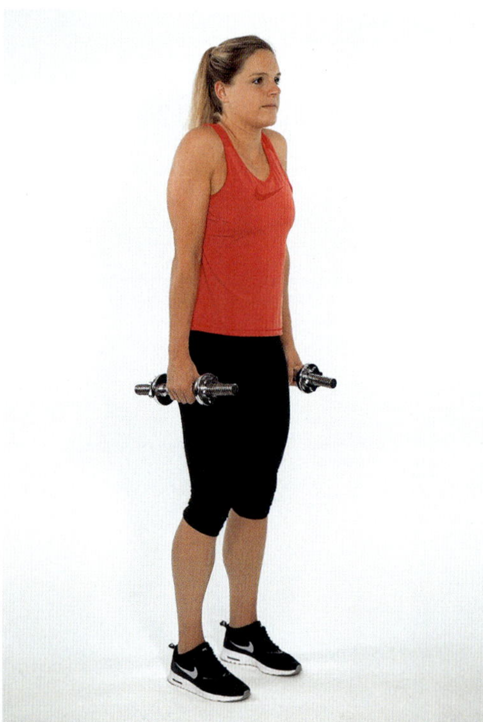

Endposition

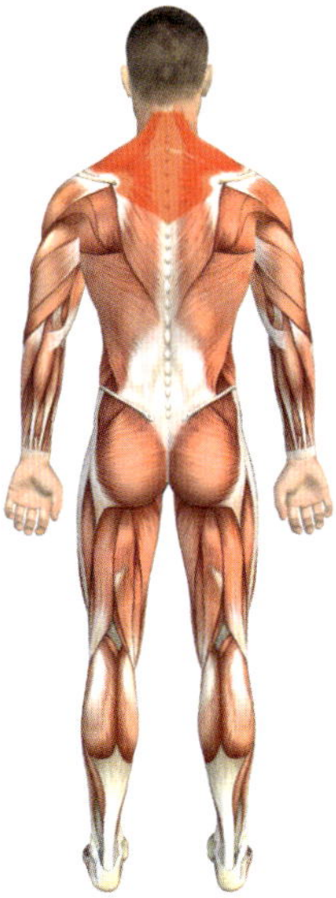

Ziel:
Diese Übung trainiert den Nackenbereich, insbesondere den oberen Anteil des Trapezmuskels. Eine deutliche Aktivität der Halsmuskulatur ist notwendig, um den Kopf gegen die Zugkraft der Schulterblattheber zu stabilisieren. Daher trainiert diese Übung auch die Halswirbelsäule.

Bedeutung:
Alltag: Die hier trainierte Muskulatur wird beim Tragen gebraucht, zum Beispiel Koffer, Einkaufs- und Aktentaschen. Häufig sind besonders diese Muskeln schmerzhaft verspannt.
Sport: für die meisten Sportarten ist das spezielle Training dieser Muskeln nicht notwendig. Sinn macht es allerdings im Kampf- und Kraftsport.
Medizin: Stabilisierung der Halswirbelsäule. Mit leichten Gewichten durchgeführt, kann diese Übung zur Lockerung von Verspannungen im Schulter-Nackenbereich beitragen.

Variation:
Zur stärkeren Aktivierung der rautenförmigen Nackenmuskeln (Rhomboideus maior et minor), die auch häufig zu Verspannungen neigen, werden die Schultern betont nach hinten oben gezogen.

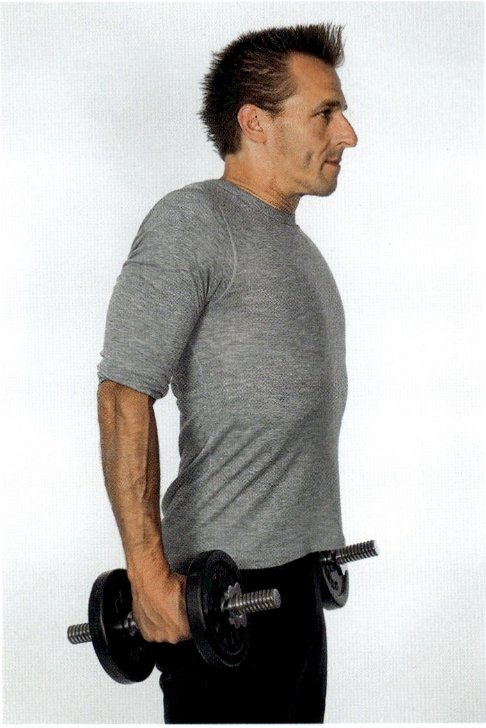

Die Zugrichtung der Schulterblätter nach hinten oben bezieht weitere Nackenmuskeln intensiver mit ein.

Übung 18: Seitheben vorgeneigt im Stehen

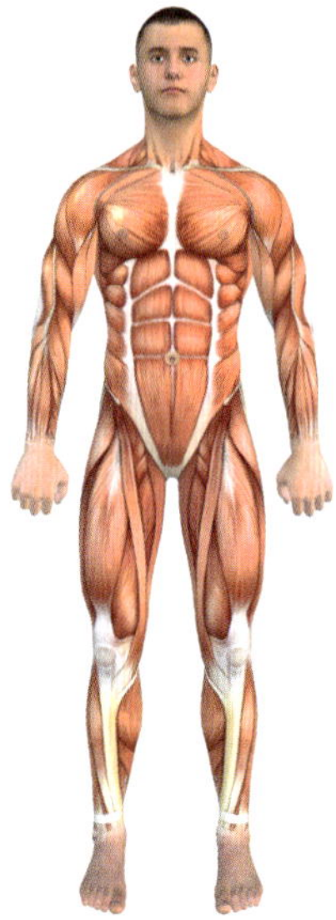

Ausführung:
In der Ausgangsposition steht man mit deutlich gebeugten Knien und nach vorn geneigtem Oberkörper. Die Knie befinden sich lotrecht über den Fußspitzen oder etwas dahinter. Die untere Wirbelsäule ist gestreckt, das heißt im Lendenwirbelbereich leicht nach innen gewölbt (physiologische Lordose). Die Arme mit den Hanteln hängen seitlich senkrecht herab. Die Stellung entspricht in den Gelenkwinkeln von Hüfte, Wirbelsäule und Knien ungefähr der Position einer Kniebeuge (vgl. auch die Übungsbeschreibung dort: Übung 1, Seite 48). Die Oberkörperposition wird für die gesamte Dauer der Übungsserie (zum Beispiel 12 Wiederholungen) unverändert beibehalten.

Nun werden die Hanteln gleichzeitig seitlich angehoben bis sich die Oberarme auf Höhe der Schultern (oder geringfügig höher) befinden. Dann werden die Hanteln wieder abgesenkt. Kurz vor Erreichen der senkrechten Armposition erfolgt eine erneute Hebung.

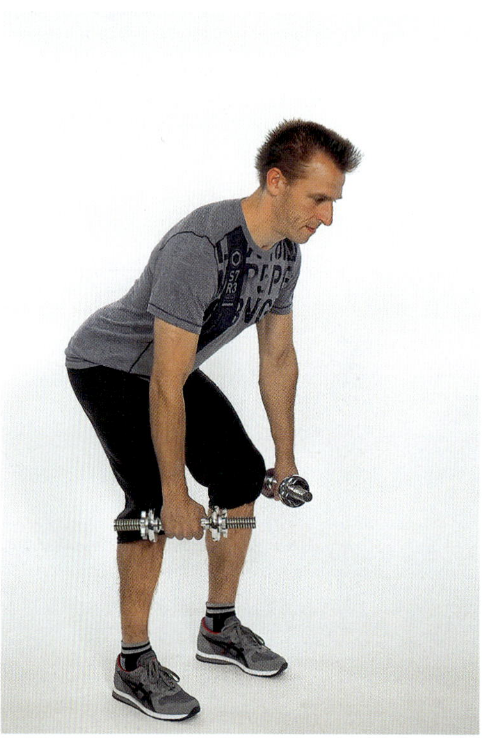

Startposition

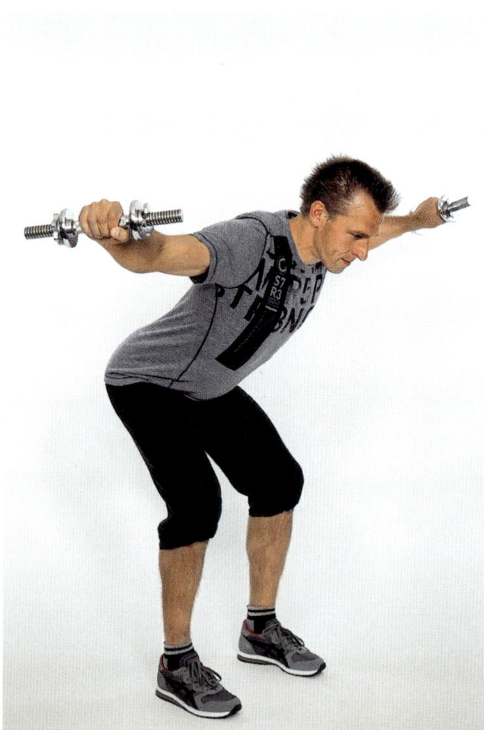

Endposition

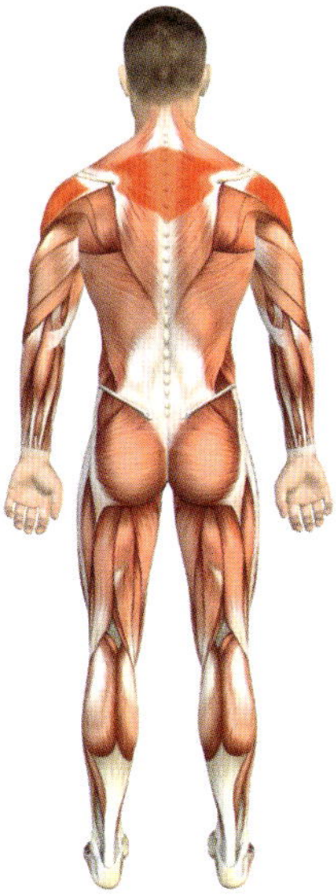

Beachte:
Der Oberkörper wird etwa 45° nach vorn geneigt. Achte auf eine neutrale Handgelenksposition – das Handgelenk darf nicht nach unten abgewinkelt sein. Vermeide in jedem Fall eine schwunghafte Ausführung. Bewege nur aus den Schultergelenken ohne die Schulterblätter anzuheben (der Kopf darf nicht zwischen den Schultern »versinken«). Halte die Ellbogen nicht voll durchgestreckt, sondern fixiere sie in einer minimalen Beugestellung.

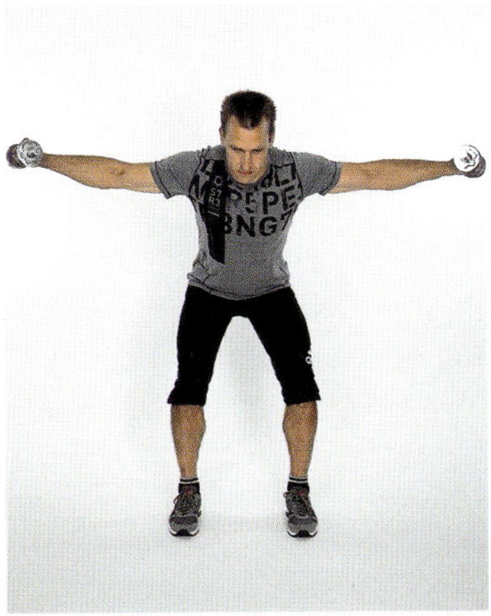

Die Hebung sollte in etwa auf Schulterhöhe enden.

Ziel:
Wie die Variante im Sitzen (siehe Übung 8, Seite 62) trainiert die Übung den hinteren Anteil des Deltamuskels der Schulter sowie die interscapuläre Muskulatur zwischen den Schulterblättern. Eine weitere Wirkung wird für die Haltemuskulatur der unteren und mittleren Wirbelsäule erzielt, die den vorgeneigten Oberkörper stabilisieren muss. Die Haltemuskulatur wird bei der Übung im Stehen mehr gefordert als bei der Ausführung im Sitzen.

Bedeutung:
Alltag: Insbesondere die Gesamthaltung mit ausgeprägter Stabilisationsarbeit des Rumpfes ist relevant, zum Beispiel bei Arbeiten in der Vorneigung (Abwaschen, Staubsaugen, Arbeiten an Werkbänken etc.).
Sport: alle Sportarten mit hoher Schulterbelastung, u. a. Handball, Volleyball, Tennis, Rudern, Turnen, Schwimmen.
Medizin: Der hintere Deltamuskel unterstützt die Stabilität des Schultergelenks. Die Übung fördert die aufrechte Haltung der Brustwirbelsäule und die Stabilität der Lendenwirbelsäule.

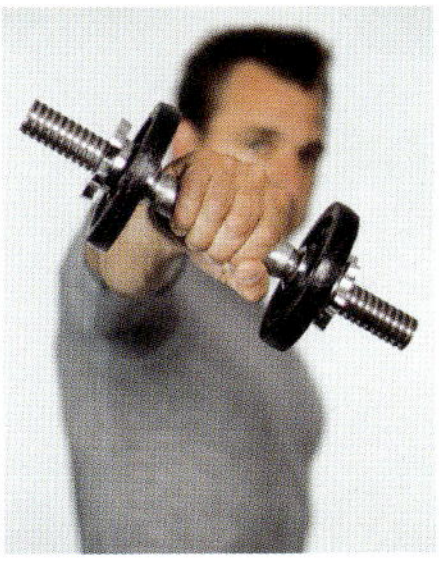

Die Hantelkippung nach vorn intensiviert die Wirkung auf den hinteren Deltamuskel.

Variation:
Als Variante können die Hanteln in der Ausgangsposition und während der Durchführung leicht nach vorn gekippt werden (wie wenn man eine Kanne ausgießt). Hierdurch wird noch isolierter über den hinteren Anteil des Deltamuskels gearbeitet. Aber Vorsicht! Bei Problemen mit den Schultergelenken ist diese Ausführungsvariante nicht zu empfehlen (vergleiche Übung 8, Variation 2, Seite 63).

Übung 19: Kreuzheben (aus der Hüfte)

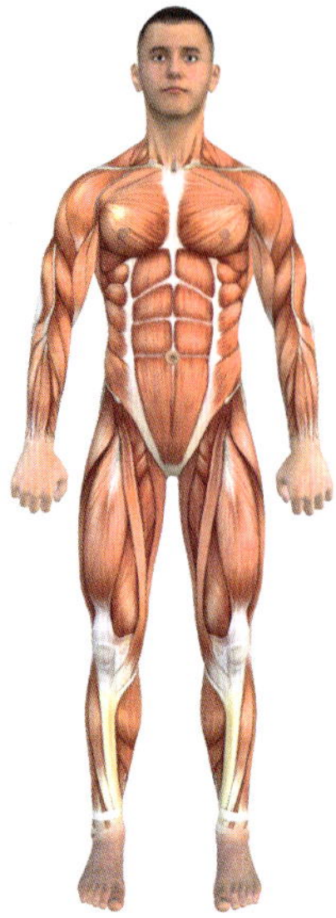

Ausführung:
Im aufrechten Stand werden die Hanteln seitlich neben den Hüften gehalten. Die Füße stehen etwa hüftbreit oder etwas breiter. Die Knie sind etwas angebeugt. Nun wird der Oberkörper nach vorn geneigt, wobei der Rücken gestreckt bleibt (physiologische Lordose, siehe Kap. 1.5.1, Seite 32). Die Knie bleiben in ihrem leichten Beugewinkel. Die Bewegung wird also ausschließlich durch ein Klappen im Hüftgelenk ausgeführt. Der Oberkörper wird nur soweit nach vorn geneigt, dass der Rücken noch gestreckt bleibt. Je nach der individuellen Beweglichkeit sind Vorneigungen zwischen 45° und der Waagerechten üblich. Die Hanteln dürfen den Boden nicht berühren. Dann werden die Hüften wieder gestreckt und der Oberkörper bis in die Ausgangsposition im aufrechten Stand zurückgeführt.

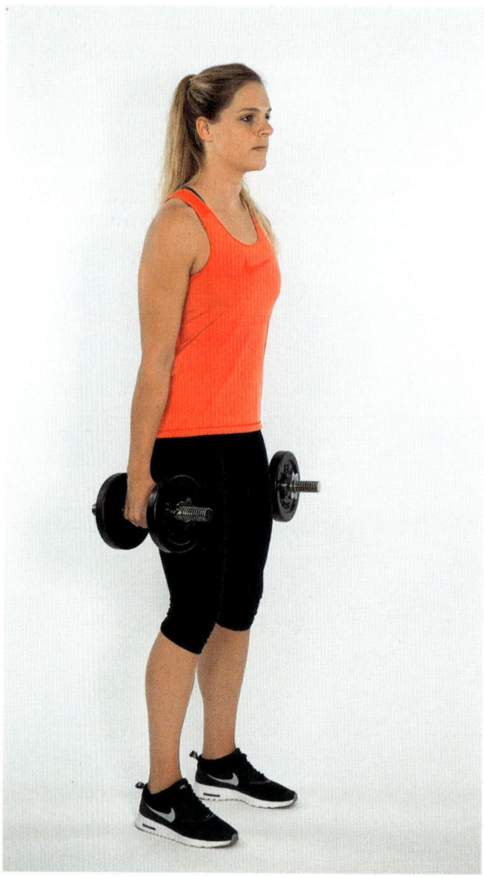

Startposition

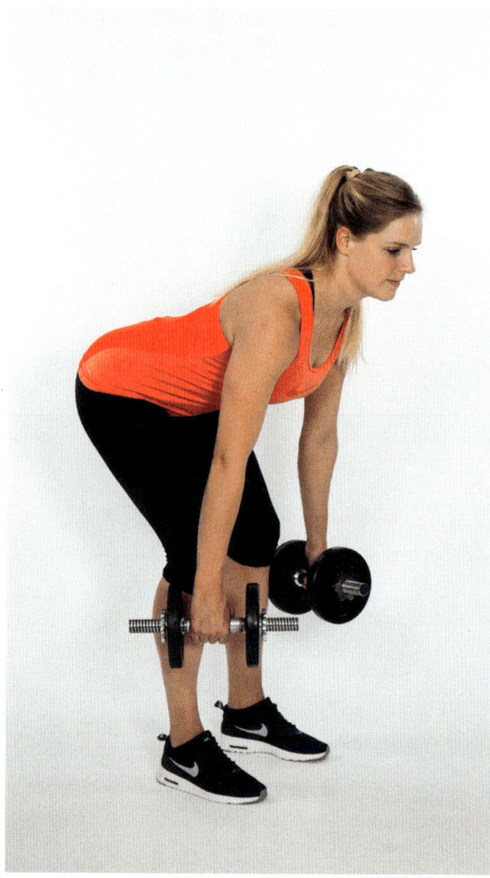

Endposition

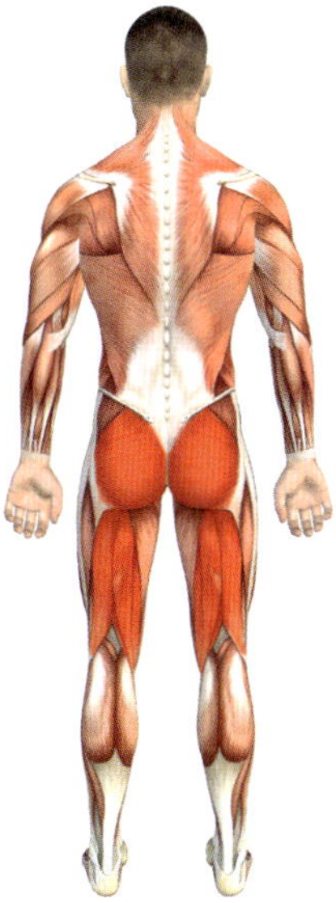

Vorsicht! Die korrekte Ausführung dieser Übung ist nicht ganz einfach. Lies die Übungsanweisung besonders sorgfältig durch und kontrolliere die Ausführung wenn möglich vor einem großen Spiegel. Dafür stellt man sich seitlich zum Spiegel, um Rückenhaltung und Kniewinkel kontrollieren zu können.

Beachte:
Achte darauf, den Rücken gestreckt zu halten und die Knie nicht mitzubewegen. Die Arme pendeln durch die Schwerkraftwirkung automatisch in die jeweils richtige Position. Führe also keine aktive Armbewegung aus (Arme einfach hängen lassen). Wenn man verkürzte Muskeln im hinteren Oberschenkel hat, wird die Bewegung deutlich eingeschränkt, da bei stärkerer Vorneigung des Oberkörpers das Becken dann nach hinten kippt und der Rücken rund wird. Dies gilt es zu vermeiden!

Ziel:
Diese Übung trainiert die Rückenmuskeln und die Gesäßmuskeln. Des Weiteren wird die hintere Oberschenkelmuskulatur gekräftigt. Das klassische Kreuzheben erfolgt mit deutlicherem Beineinsatz über die Kniebewegung. Die hier beschriebene Variante ist aber eine sinnvolle Ergänzung zur Übung 1: Kniebeugen (Seite 48).

Bedeutung:
Alltag: Bückbewegungen und Arbeiten in der Vorneigung (zum Beispiel Abwaschen, Staubsaugen, Arbeiten an Werkbänken, im Labor etc.).
Sport: Sportarten mit hoher Rückenbelastung, zum Beispiel Turnen, Skifahren, Rudern, Spielsportarten, Leichtathletik, Gewichtheben, Kampf- und Kraftsport.
Medizin: eine effektive Übung für die Kräftigung und Stabilisation der Wirbelsäule (bitte sorgfältig auf korrekte Ausführung achten!).

Variation:
Die im Fitnessbereich zuweilen angewendete Variante des Kreuzhebens mit vollständig durchgedrückten Knien halte ich aufgrund der schwierigen Kontrolle der Becken-Lendenwirbelsäulen-Region für ungeeignet. Die klassische Variante des Kreuzhebens ist nahezu identisch mit der bereits beschriebenen Übung Kniebeugen.

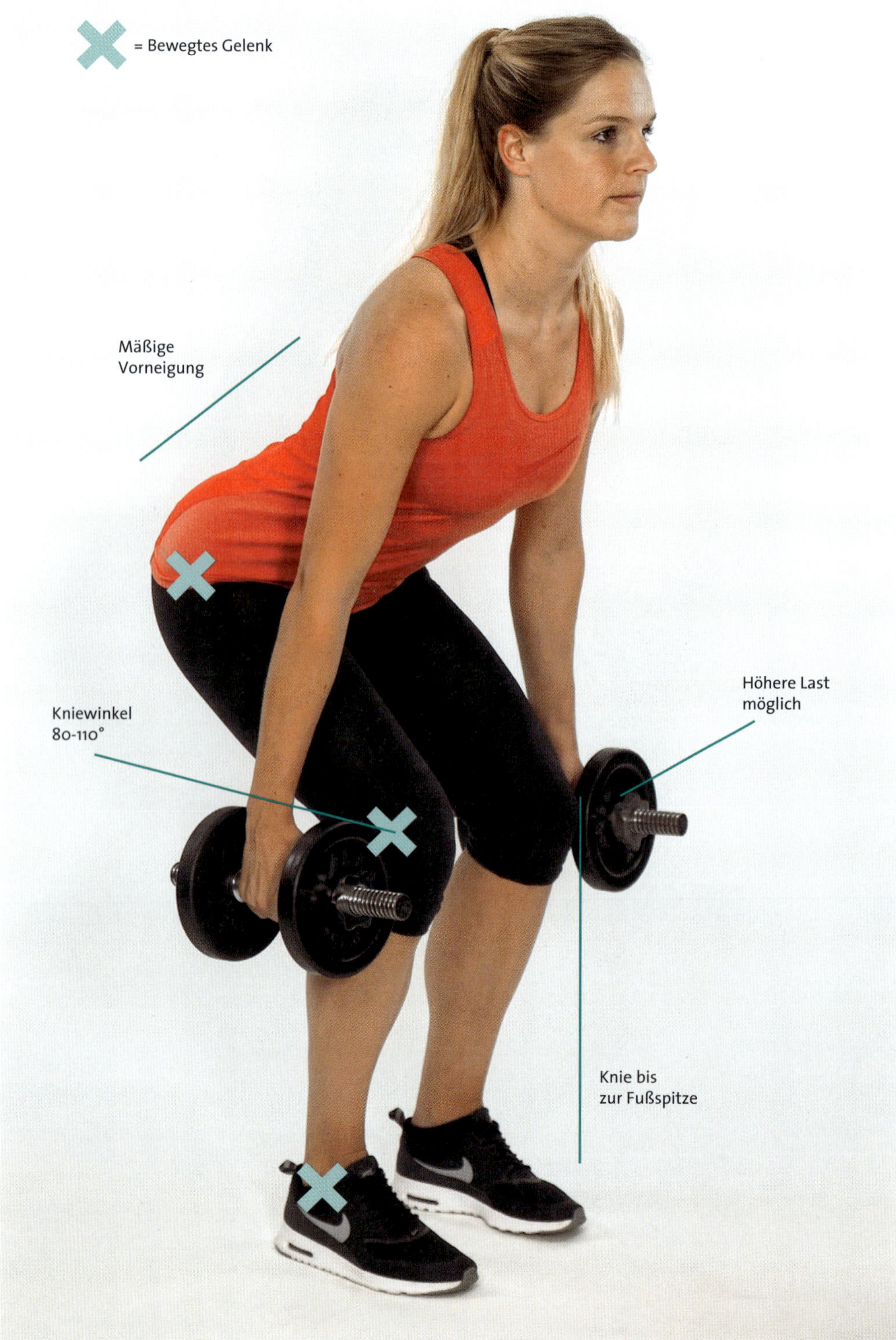

Unterschiede zwischen Kniebeuge …

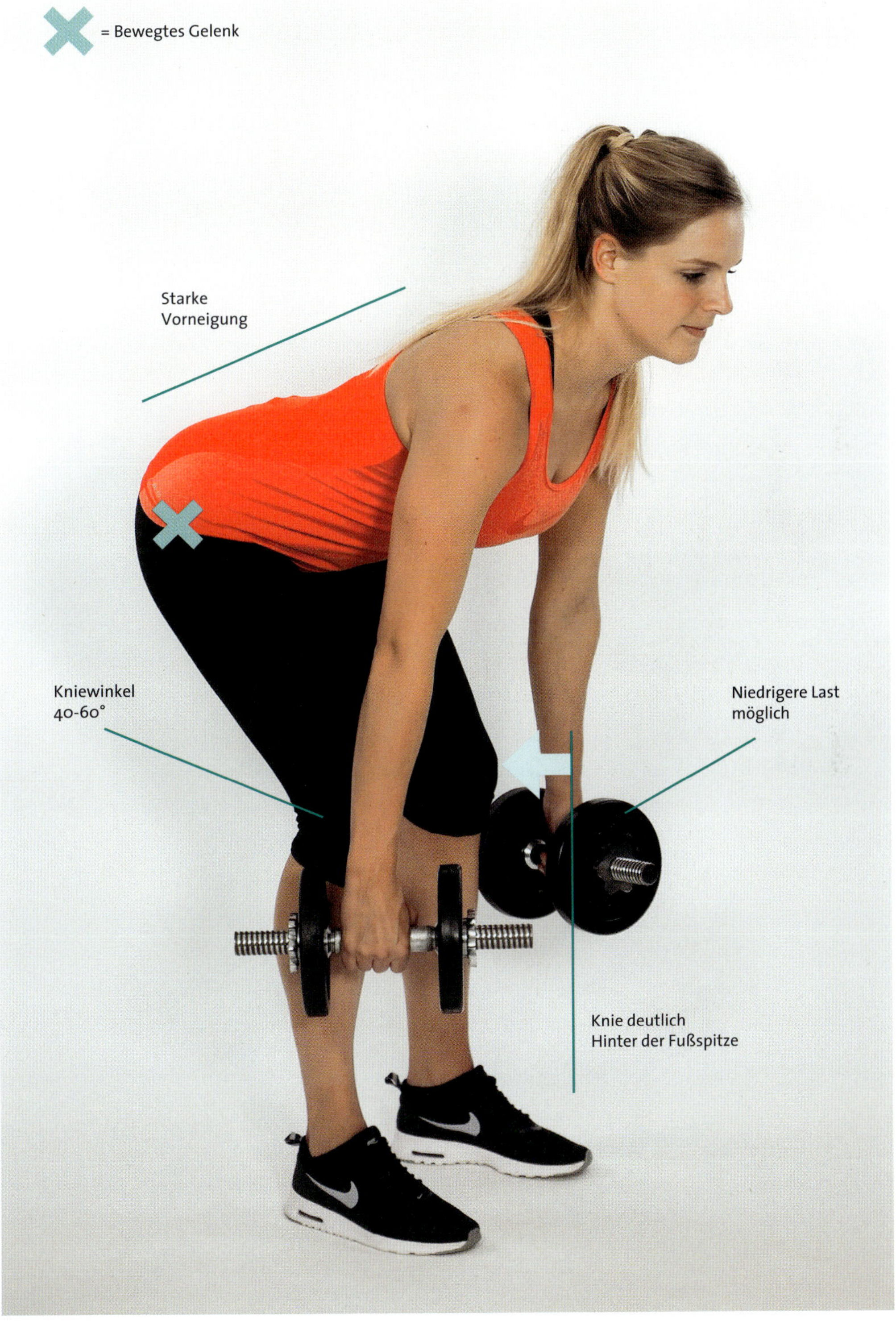
= Bewegtes Gelenk
Starke
Vorneigung
Kniewinkel
40-60°
Niedrigere Last
möglich
Knie deutlich
Hinter der Fußspitze

... und Kreuzheben

Übung 20: Rumpfstabilisation im Vierfüßlerstand

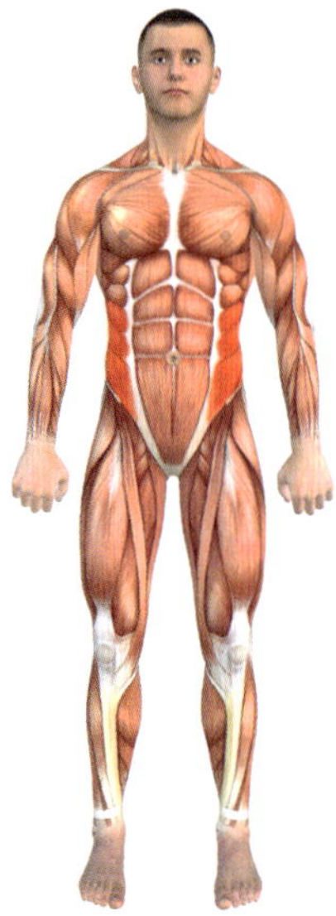

Ausführung:
Der Vierfüßlerstand wird eingenommen. Die Hände stützen mit gestreckten Armen unter den Schultern, die Knie stützen unter den Hüften. Die rechte Hand nimmt die Hantel. Nun wird das linke Bein nach hinten gestreckt und die rechte Hand in die Schwebe gebracht. Bei fast gestrecktem Ellbogen wird der Arm bis auf Schulterhöhe nach außen gehoben. Die Vierfüßler-Standposition wird nicht verändert. Nun wird der Arm wieder abgesenkt, ohne dass die Hantel den Boden berührt. Dann erfolgt eine erneute Hebung. Nach jeder Serie wird die Seite gewechselt. Nach jeder Doppelserie (rechts und links) wird eine Serienpause eingelegt.

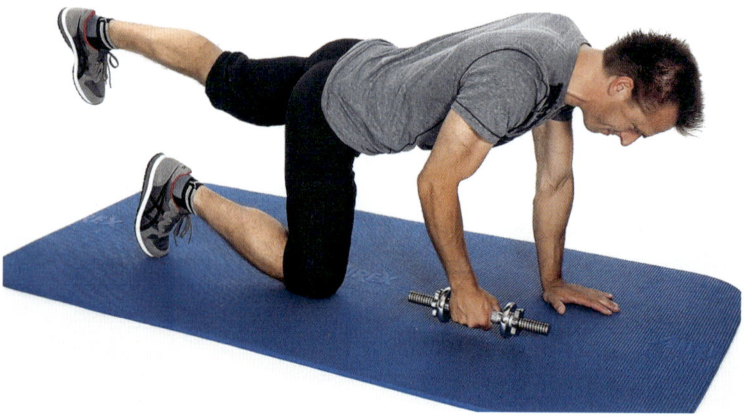

Startposition

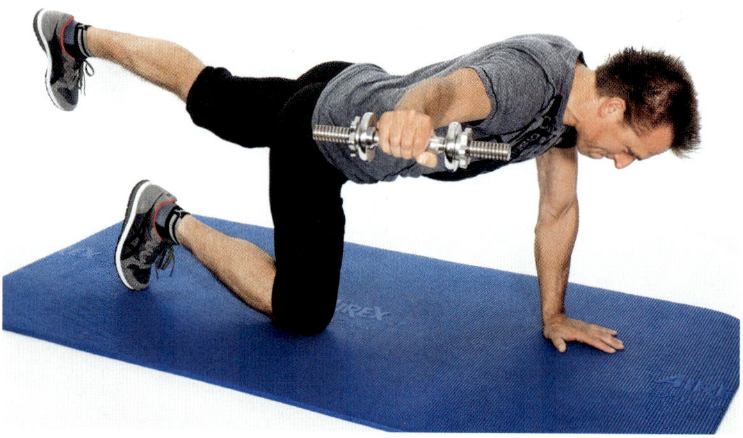

Endposition

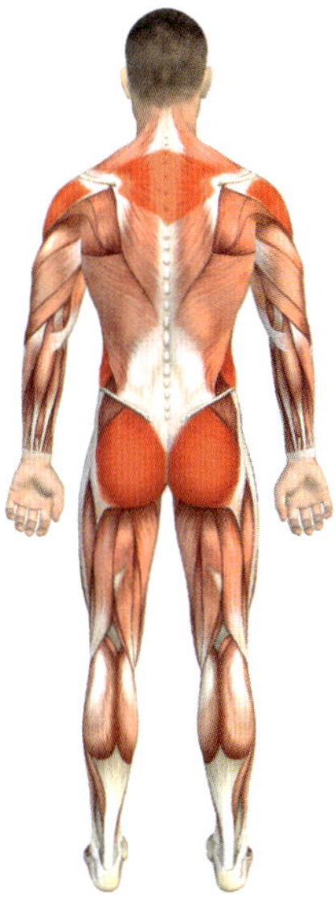

Beachte:
Probiere die Übung erst ohne Hantel aus. Erst wenn dies sicher beherrscht wird, sollte eine leichte Hantel eingesetzt werden. Die Übung ist schwierig: Das abgehobene Bein soll waagerecht in der Luft gehalten, das Becken nicht aufgedreht werden. Vermeide jegliche schwunghafte Bewegung. (Vergleiche auch die Übungsbeschreibung des Vierfüßler-Standes in Aufwärmübung Nr. 5, Seite 45).

Ziel:
Diese Übung trainiert mittels isometrischer Anspannung die wirbelsäulenstabilisierende Rückenstreckmuskulatur, Gesäßmuskulatur und die Bauchmuskulatur. Die Armbewegung erhöht die Schwierigkeit, insbesondere für die rotatorischen Rumpfmuskeln, d.h. die kleinen, tiefliegenden Rückenmuskeln und die inneren schrägen Bauchmuskeln. Ferner werden die hinteren Schultermuskeln gekräftigt (ähnliche Wirkung wie die Übung 8 und 18, Seiten 62 bzw. 86).

Bedeutung:
Alltag: Bewegungen mit hoher Anforderung an die Rumpfstabilität, zum Beispiel Tragen, Schieben, Ziehen, Anheben von Gegenständen; Arbeiten am Boden (zum Beispiel Handwerk).
Sport: alle Sportarten mit schnellen und kraftvollen Rumpfbewegungen sowie Stützanforderungen, zum Beispiel Fußball, Handball, Basketball, Tennis, Badminton, Kanu, Turnen, Kampf- und Kraftsport.
Medizin: Übung zur Stabilisation der Wirbelsäule.

Variation:
Wenn die Übung anfangs zu schwierig ist, sollte man zunächst die Grundübung des Vierfüßlerstands üben. Hierzu wird keine Hantel benutzt, sondern der Arm nach vorn in die Waagerechte gehoben und dort gehalten, während das gegenseitige Bein nach hinten gestreckt wird. (Diese Übung ist im Aufwärmprogramm beschrieben: Aufwärmübung Nr. 5, Seite 45).

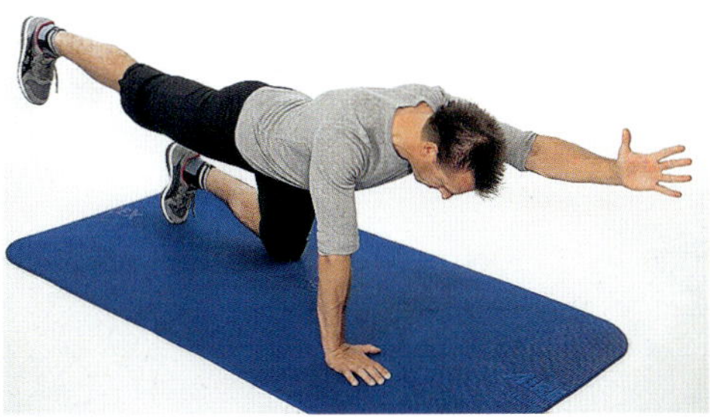

Der »klassische« Vierfüßler-Stand mit diagonaler Arm-/Beinhebung sollte beherrscht werden, bevor man die Hantelbewegung hinzunimmt.

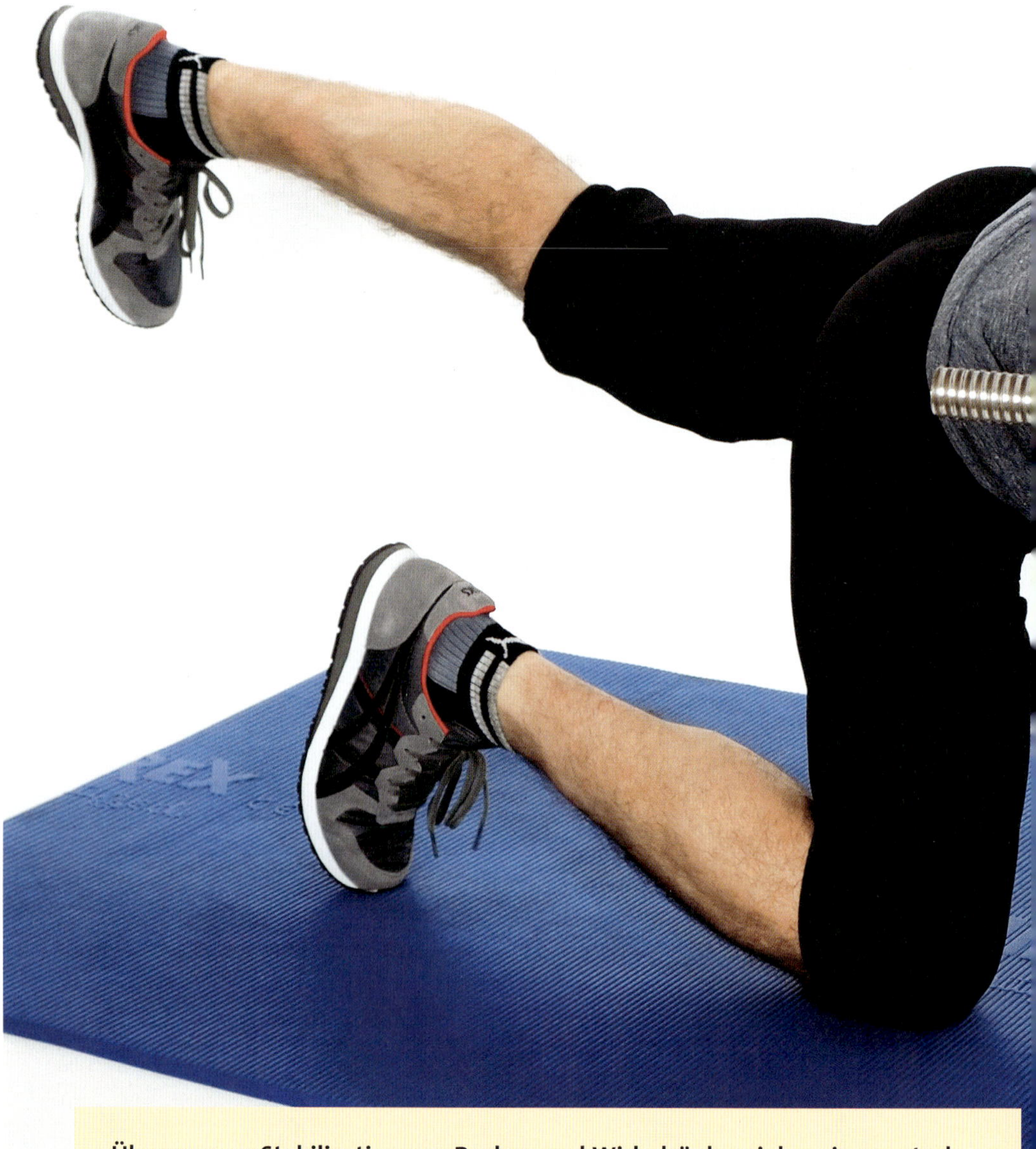

Übungen zur Stabilisation von Becken und Wirbelsäule spielen eine zentrale Rolle für die konditionelle Leistungsverbesserung und für die Verletzungsprophylaxe in zahlreichen Sportarten sowie im Alltag. Solche (auch als »Core-Training« bekannten) Übungen beugen zudem Rückenschmerzen vor und können vorhandene Beschwerden zum Teil lindern. Sie sorgen zudem für eine Verbesserung der Körperhaltung und Körperspannung. Defizite in der Rumpf- und Beckenstabilität können z. B. auch Beschwerden in Hüften, Kniegelenken und am Fuß nach sich ziehen. Die hier abgebildete Übung (Nr. 20) trainiert in-

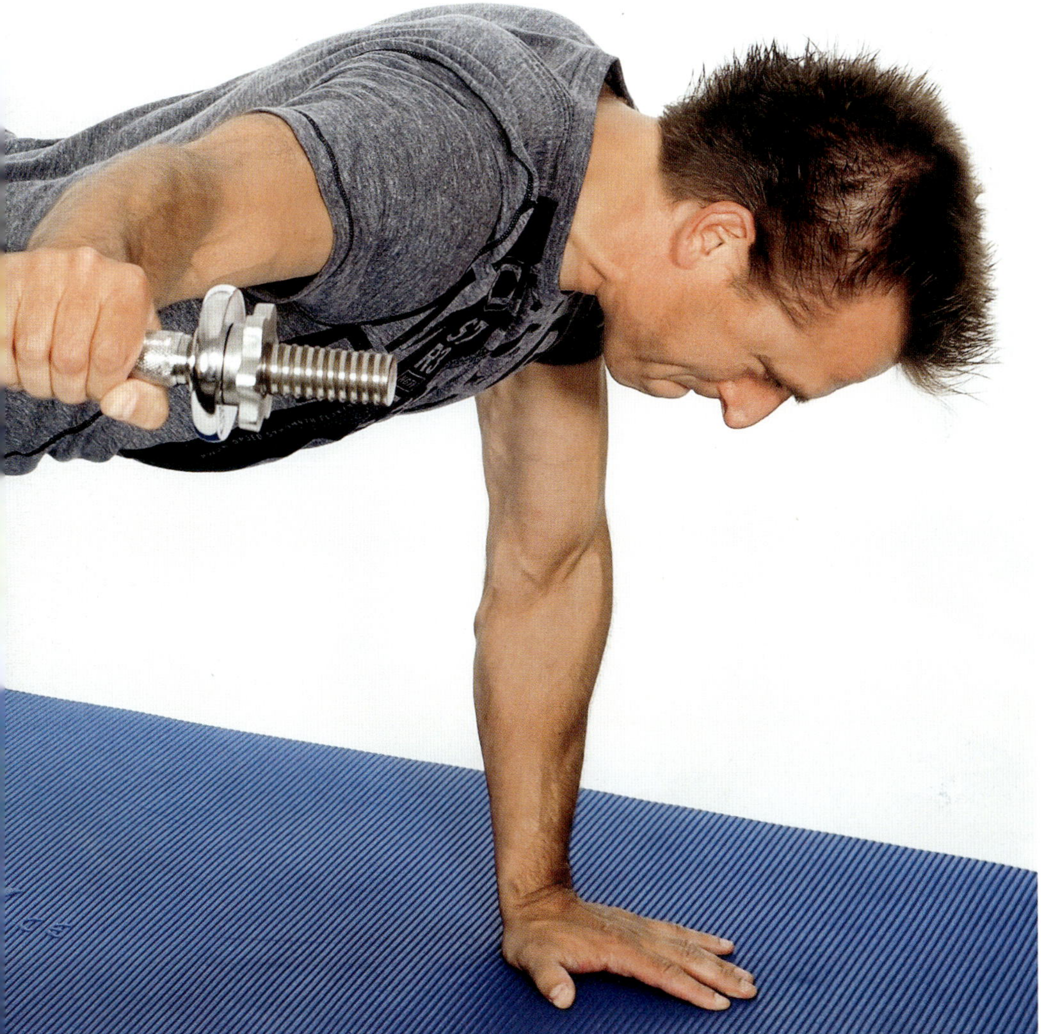

tensiv die gelenknahen Rückenmuskeln und die schrägen Bauchmuskeln, ferner beübt sie die Stabilisation des Beckens. Weitere Übungen, die einen wichtigen Beitrag zu Rumpf- und Beckenstabilität leisten sind das Seitbeugen mit einer Kurzhantel (Nr. 3), der Bauchmuskel-Crunch (Nr. 9), der Liegestütz (Nr. 4), das Kreuzheben (Nr. 19) und das vorgeneigte Seitheben im Stehen (Nr. 18). Allerdings fördert Hanteltraining auch generell das Gefühl für Stabilität und Fixation, viel mehr als Übungen an Kraftmaschinen dies vermögen, so dass sogar der Bizepscurl im Stehen (Nr. 5) seinen Beitrag dazu leistet.

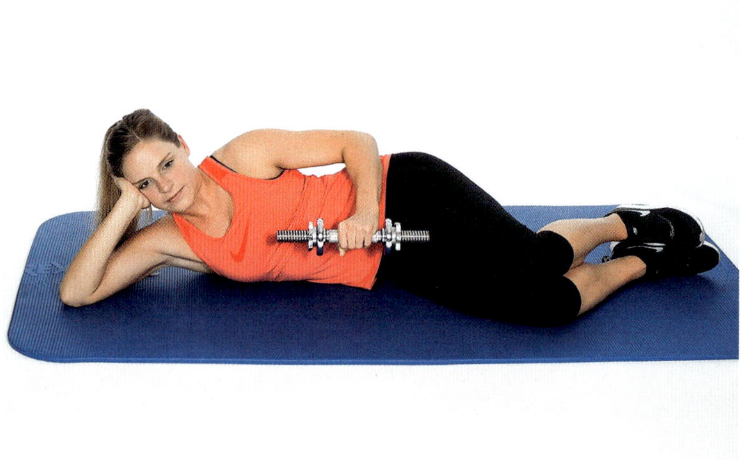

Startposition

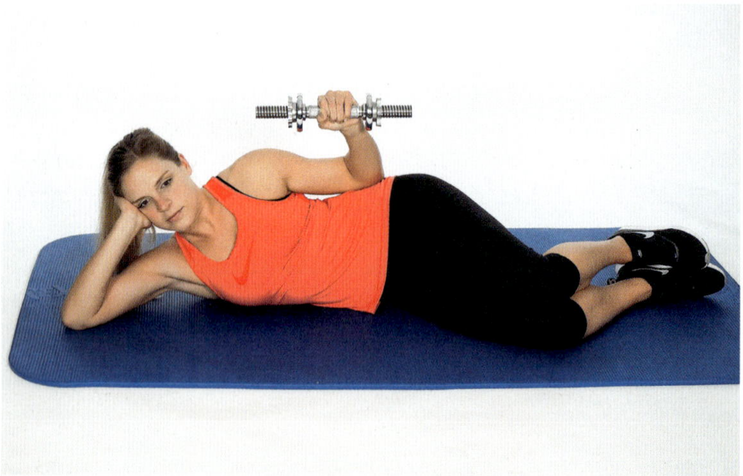

Endposition

Übung 21: Außenrotation in Seitlage

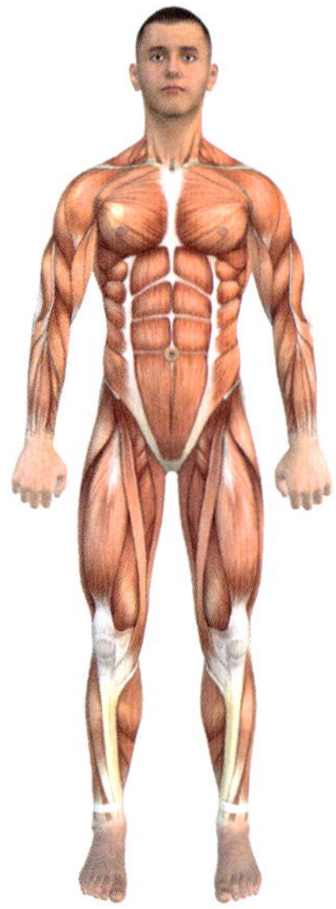

Ausführung:
In bequemer Seitenlage ruht der oben liegende Arm mit dem Oberarm auf der Rumpfseite. Der Ellbogen ist rechtwinklig gebeugt (90°). Das Handgelenk steht in Neutralposition (nicht abgeknickt!). Die Hantel wird vor dem Körper gehalten, der Unterarm zeigt nach schräg unten. Verwende für die Übung ein relativ geringes Gewicht! Nun wird die Hantel unter Drehung des Oberarms um seine Längsachse nach oben bewegt, bis der Unterarm schräg nach oben zeigt. Der Oberarm hat immer noch Kontakt zum Oberkörper! Dann wird die Hantel kontrolliert in die Startposition zurückgeführt. Nach jeder Serie wird sofort die Seite gewechselt. Eine Serienpause ist nicht notwendig.

Beachte:
Der Oberarm hält immer Kontakt zur Rumpfseite. Vermeide jegliches Abknicken oder Mitbewegen des Handgelenks. Halte die Schulter während der Ausführung stabil (kein Zurückziehen der Schulter während des Anhebens). Begrenze die Bewegung: Hebe den Unterarm nicht bis in die Senkrechte, da sonst die Spannung aus den Muskeln weicht.

Ziel:
Diese Übung trainiert die Rotatorenmanschette der Schulter, insbesondere den Infraspinatus-Muskel und den Teres Minor. Diese Muskeln drehen den Oberarm um seine Längenachse nach außen. Die Außenrotatoren der Schulter sind im Verhältnis zu den Innenrotatoren häufig relativ schwach, weshalb sich ein Training positiv auf die Schulterstabilität auswirkt.

Bedeutung:
Alltag: alle komplexen Bewegungen aus den Schultern heraus, speziell bei erhobenen Armen (zum Beispiel Malerarbeiten).
Sport: alle Sportarten mit hoher Schulterbelastung, zum Beispiel Handball, Volleyball, Tennis, Schwimmen, Kampf- und Kraftsport, leichtathletische Werfer.
Medizin: wichtige Übung zur Stabilisierung des Schultergelenks.

Variation:
Halte den Oberarm knapp über dem Oberkörper in der Luft. Achte dennoch auf die saubere Drehung des Oberarms um seine Längsachse (kein zusätzliches Anheben!). Hierdurch wird der Supraspinatus-Muskel deutlich stärker aktiviert. Auch der seitliche Deltamuskel hilft, die Oberarmposition zu fixieren. Führe diese Variante nur durch, wenn die Grundausführung perfekt beherrscht wird.

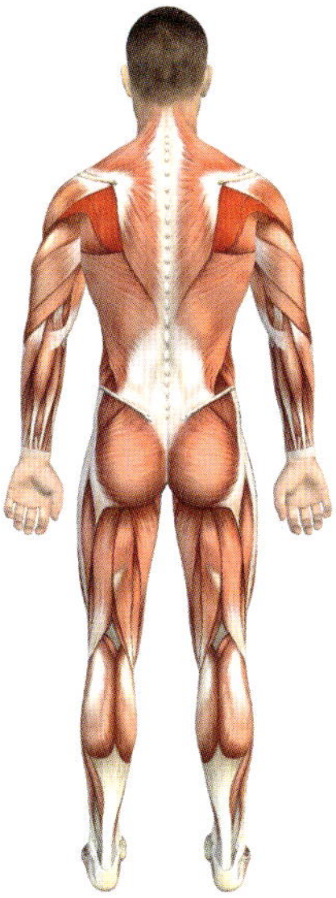

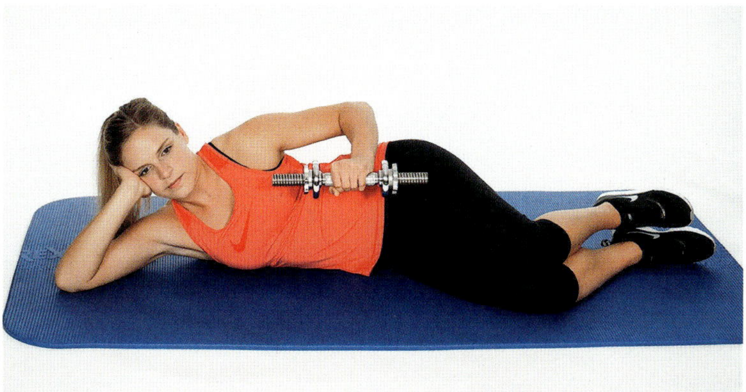

Mit »schwebendem« Oberarm wird die Übung anspruchsvoller.

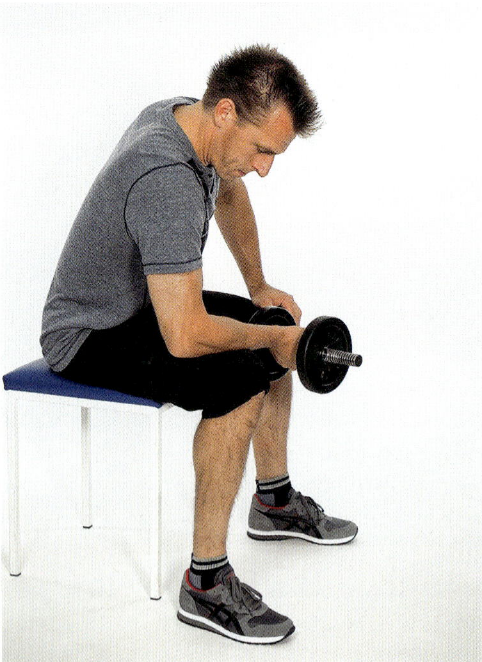

Startposition

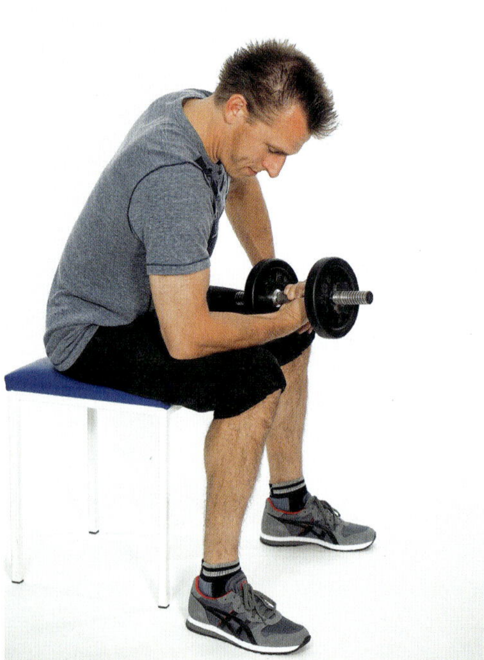

Endposition

Übung 22: Handgelenk-Curl

Ausführung:
Man nimmt – ähnlich wie beim Konzentrationscurl – eine stabile Sitzposition auf Hocker, Bettkante oder Bank ein. Die Beine sind weit gespreizt. Der Rücken ist etwas gebeugt, so dass die Handrückenseite des Unterarms auf dem Oberschenkel ruht. Der Arm hält bei gebeugtem Ellbogen die Hantel. Das Handgelenk ist nach unten abgeknickt. Der »freie Arm« stützt sich auf dem gegenüberliegenden Oberschenkel ab. Nun wird die Hantel durch Beugung des Handgelenks angehoben, bis die Bewegung nicht mehr weiter geht. Aus dieser Position wird die Hantel wieder kontrolliert abgesenkt bis das Handgelenk wieder etwas abgeknickt ist. Dann erfolgt eine erneute Hebung usw. Nach jeder Serie wird ohne Pause sofort die andere Seite trainiert.

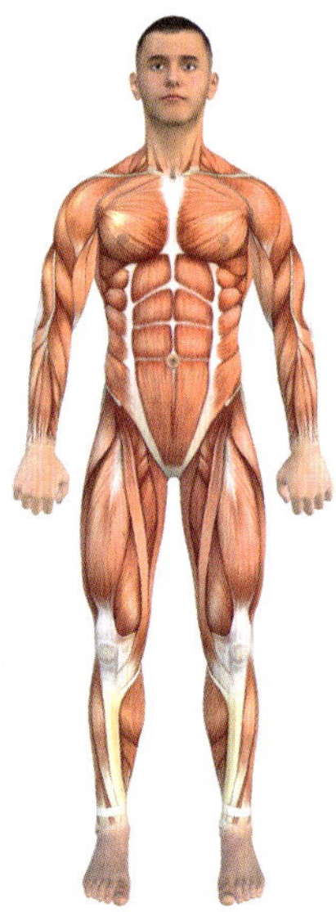

Beachte:
Der Unterarm bewegt sich nicht mit und »ruht« während der gesamten Ausführung auf dem Oberschenkel. Vermeide ein Mitbewegen des Oberkörpers. Achte am tiefsten Punkt der Bewegung auf ein »weiches« Abbremsen (kein »Fallenlassen« in die tiefe Position).

Ziel:
Diese Übung trainiert die Muskulatur der Beugergruppe am Unterarm, also die Unterarmmuskulatur auf der Handflächenseite. Die Trainingswirkung erstreckt sich auch auf die Fingerkraft (Faustschluss). Variation 2 (siehe unten) trainiert die Unterarmmuskulatur auf der Handrückenseite und die Fingerstrecker (Handöffnung).

Bedeutung:
Die Übung wird vorwiegend zur optischen Ausformung des Unterarms durchgeführt. Von der Kraft her wird diese Muskulatur bei zahlreichen anderen Übungen mittrainiert, insbesondere bei Armbeugen (zum Beispiel Bizepscurl) und bei allen Übungen mit sehr schweren Hanteln (zum Beispiel Rudern einarmig) und hat daher kaum Bedeutung im sportartspezifischen Training. Anders Variante 2: Die Streckerseite ist häufig deutlich weniger trainiert.
Alltag: Anheben, Festhalten, Tragen schwerer Gegenstände; fester Faustschluss.
Sport: keine besondere Bedeutung.
Medizin: Vorsicht bei Neigung zu Sehnenscheidenentzündungen und Überreizungen am Ellbogen. In diesen Fällen die Übung (und Übungsvariante 1 und 2) nicht beziehungsweise nur nach ärztlicher Rücksprache durchführen.

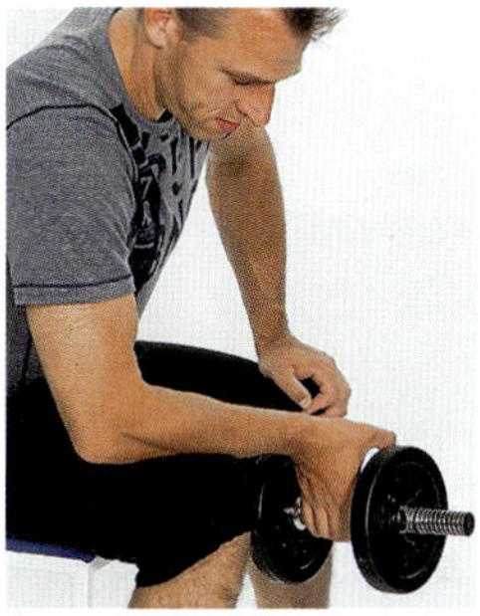

Variation 1: Das »Abrollen« der Hantel auf den Fingern verstärkt die Wirkung auf die Fingerbeugemuskeln.

Variation 1:
Am Ende der »normalen« Absenkphase wird zusätzlich die Hand geöffnet und die Stange »rollt« bis zu den letzten Fingergliedern, wo sie kontrolliert abgefangen wird. In der Aufwärtsbewegung werden zunächst die Finger wieder gebeugt, dann das Handgelenk.

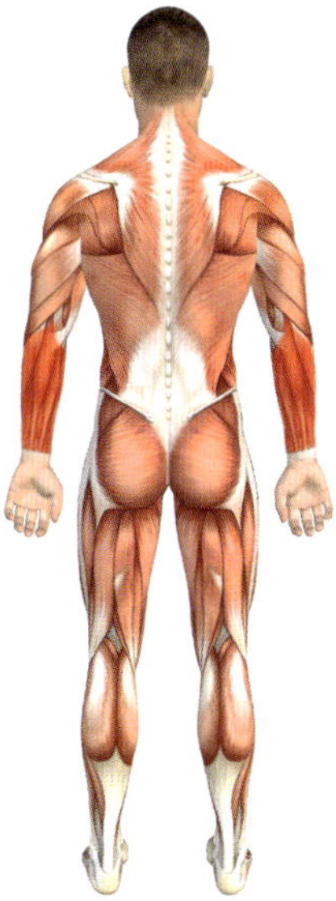

Variation 2:
Die Handstellung wird gewechselt: Der Handrücken zeigt während der Übung nach oben. Ebenfalls erfolgt ein Beugen und Strecken des Handgelenks.

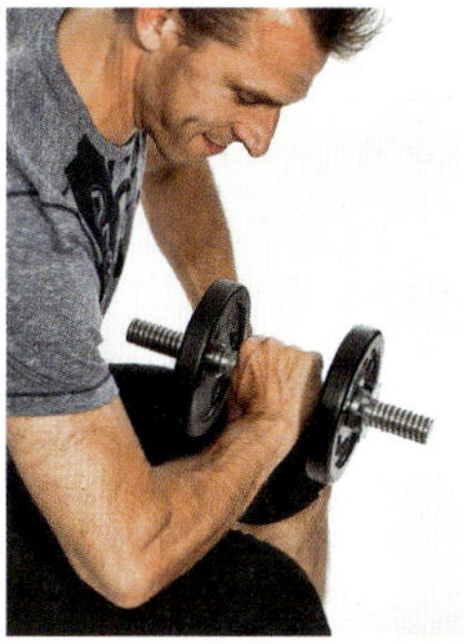

Variation 2: Wenn der Handrücken nach oben zeigt, werden die Gegenspieler der Beugemuskeln trainiert.

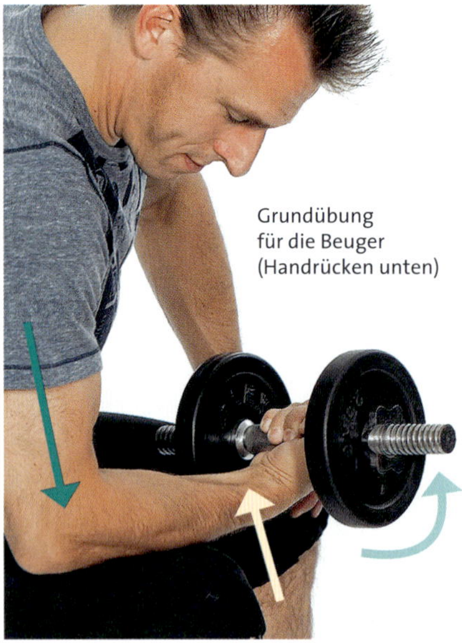
Grundübung
für die Beuger
(Handrücken unten)

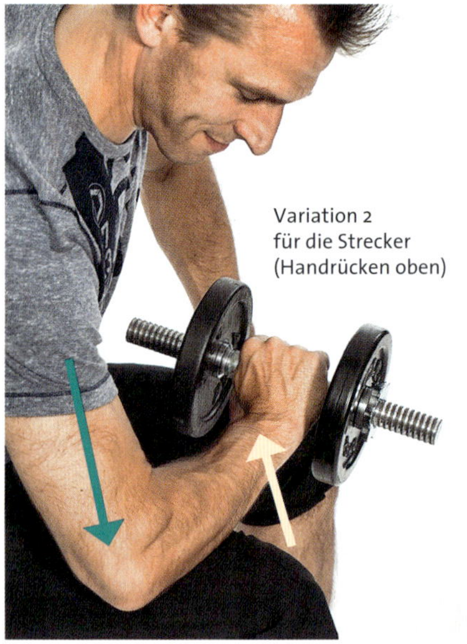
Variation 2
für die Strecker
(Handrücken oben)

Bei Handgelenk-Curls ist zu beachten, dass der Ellbogen fixiert ist (blauer Pfeil), der Unterarm ruht und nur das Handgelenk (beiger Pfeil) gebeugt und gestreckt wird. Statt auf dem Oberschenkel kann der Unterarm auch auf einem Hocker (Sitzfläche) oder auf der Trainingsbank abgelegt werden. Zu diesem Zweck kniet man vor der Auflagefläche (siehe Bild rechts).

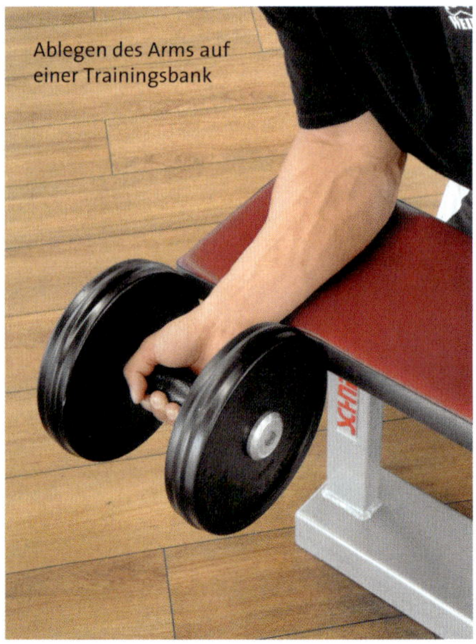
Ablegen des Arms auf
einer Trainingsbank

2.5 Erweiterungsübungen mit Trainingsbank

Die Anschaffung einer Trainingsbank erweitert die Übungsmöglichkeiten, insbesondere für die Brustmuskulatur. Von den fünf hier vorgestellten Übungen sind nur die ersten beiden wirklich zwingend auf einer Trainingsbank durchzuführen. Die anderen drei können auch auf einem stabilen Hocker oder einer Sitzbank trainiert werden.

Fünf Übungen mit Trainingsbank

- Bankdrücken
- Fliegende Bewegungen
- Bankaufsteiger
- Rudern einarmig
- Back-Kicks

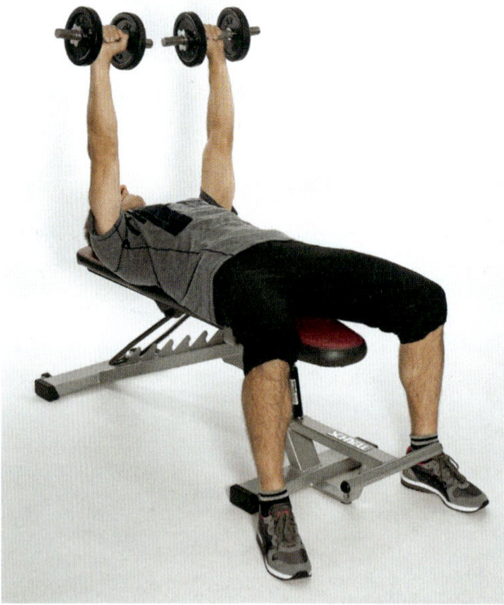

Startposition

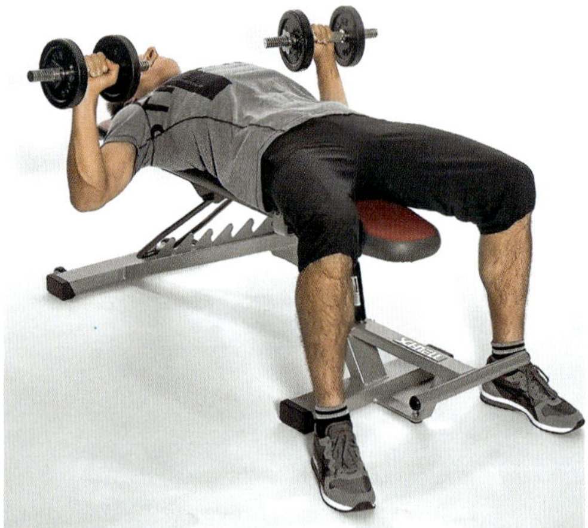

Endposition

Übung 23: Bankdrücken

Ausführung:
Man befindet sich in Rückenlage auf der Trainingsbank (um in die Position zu gelangen setzt man sich mit den Hanteln an das eine Ende der Bank, hält die Hanteln dabei vor dem Bauch und rollt dann den Oberkörper nach hinten auf die Bank ab). Die Hanteln werden mit gestreckten Armen senkrecht über der Brust gehalten. Die Füße sind auf dem Boden fest aufgestellt. Nun werden die Hanteln abgesenkt, indem die Ellbogen nach unten und außen geführt werden. Die Abwärtsbewegung endet, wenn die Griffstangen auf Höhe der Brust angekommen sind. Die Bewegung wird hier beendet, obwohl ein tieferes Absenken meist möglich ist. In der tiefen Position stehen die Unterarme senkrecht. Dann werden die Hanteln wieder nach oben gedrückt bis die Ellbogen gestreckt sind. In der höchsten Position stehen die Hanteln direkt über den Schultern. Dann erfolgt eine erneute Absenkung.

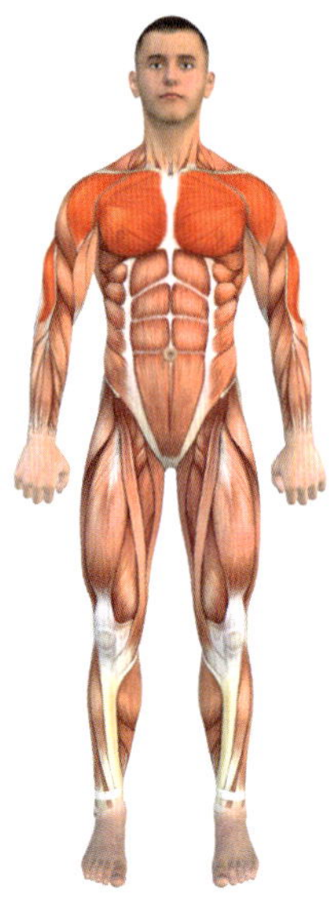

Vorsicht! Versuche nicht, die Hanteln in liegender Position seitlich wegzulegen oder fallenzulassen (Verletzungsgefahr!).

Beachte:
Vermeide ein zu tiefes Absenken der Hanteln, um eine Überlastung der Schultergelenke zu verhindern. Vermeide auch ein Hochdrücken des Beckens und eine übermäßige Hohlkreuzbildung. Dies passiert häufig, wenn die Drücker-Muskeln schon sehr ermüdet sind (zum Beispiel gegen Ende der Serie). Achte auf eine breite Ellbogenführung.

Ziel:
Diese Übung trainiert den Brustmuskel, den vorderen Anteil des Schultermuskels (Deltamuskel) sowie den Trizeps. Die Wirkung ist also sehr ähnlich wie bei Liegestütz, allerdings kann man durch die Gewichtsbestückung der Hanteln die Belastung genauer dosieren. Im Unterschied zum Liegestütz findet bei dieser Übung nahezu keine Rumpf- und Beinaktivität statt.

Bedeutung:
Alltag: Bei Schiebebewegungen der Arme und beim Abstützen des Körpers mit den Armen.
Sport: alle Sportarten mit hoher Oberkörperbelastung, insbesondere Speerwerfen, Kugelstoßen, Boxen, Ringen, Turnen, Tennis.
Medizin: Bedeutung in späten Rehabilitationsphasen zur allgemeinen (Gesamtkörper) und speziellen (Oberkörper) Kräftigung.

Variation 1:
Erfahrene Trainierende nehmen häufig die Beine vom Boden hoch und schlagen die Unterschenkel übereinander. Dies verhindert eine Hohlkreuzbildung und sichert eine saubere Drücktechnik aus dem Oberkörper heraus. Allerdings erfordert dies eine gute Balance-Fähigkeit, sonst besteht die Gefahr, die Kontrolle über die Hanteln zu verlieren und sich zu verletzen. Probiere die Position zunächst ohne Gewichte, dann mit leichten Hanteln aus.

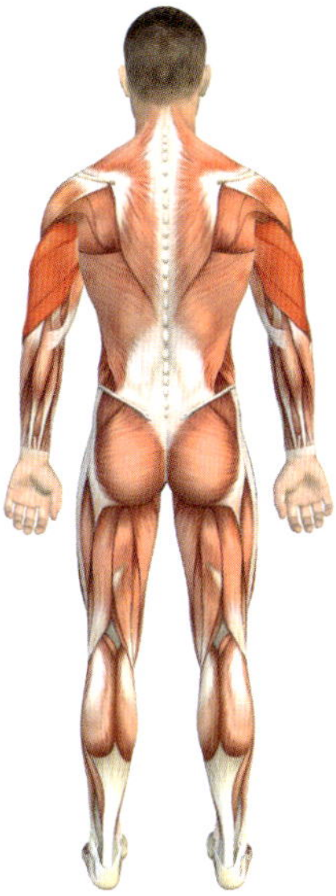

Variation 2:
Für eine stärkere Belastung des Trizeps wird häufig das »enge« Bankdrücken durchgeführt: Hierfür sind die Arme in der Startposition eng am Körper, die Handrücken zeigen nach außen. Aus dieser Position erfolgt eine enggeführte Streckbewegung der Arme an deren Ende die Handrücken immer noch nach außen zeigen.

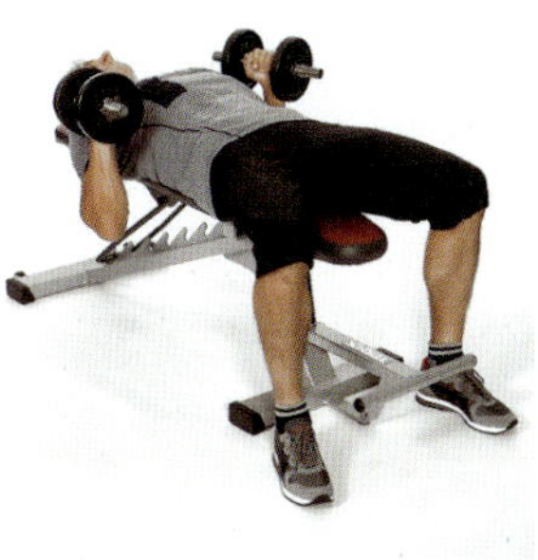

Das »enge« Bankdrücken trainiert den Brustmuskel weniger, mehr Trizeps und Schultern.

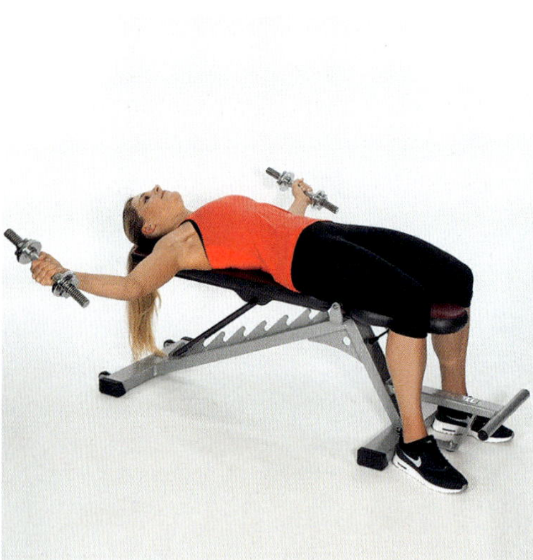

Tiefe Position

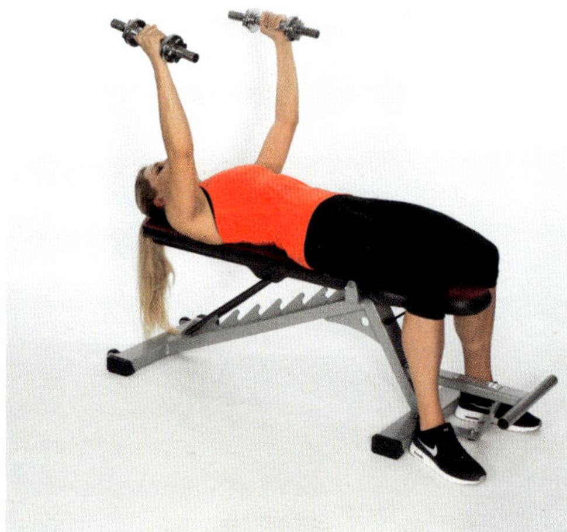

Hohe (End-)Position

Übung 24: Fliegende Bewegungen

Ausführung:
Man befindet sich in Rückenlage auf der Trainingsbank (um in die Position zu gelangen setzt man sich mit den Hanteln an das eine Ende der Bank, hält die Hanteln dabei vor dem Bauch und rollt dann den Oberkörper nach hinten auf die Bank ab). Die Hanteln werden senkrecht über der Brust gehalten. Die Ellbogen sind leicht angebeugt. Diese leichte Beugestellung der Arme wird über die gesamte Ausführung konstant beibehalten. Die Füße sind auf dem Boden fest aufgestellt. Nun werden die Hanteln langsam nach außen abgesenkt. Die Abwärtsbewegung endet, wenn die Hände mit den Griffstangen auf Höhe der Brust angekommen sind. Der Ellbogen befindet sich dabei (aufgrund der leichten Beugestellung) tiefer! Die Bewegung wird hier beendet, obwohl ein tieferes Absenken meist möglich ist. Dann werden die Hanteln wieder nach oben geführt bis die Oberarme etwa in 30°- bis 45°-Neigung zur Waagerechten stehen. In dieser Position ist noch eine deutliche Muskelaktivität der Zielmuskulatur (Brust) zu spüren. Dann erfolgt eine erneute Absenkung usw. Am Ende der Übung werden die Hanteln vor den Bauch genommen, um dann in die Sitzposition zu kommen.

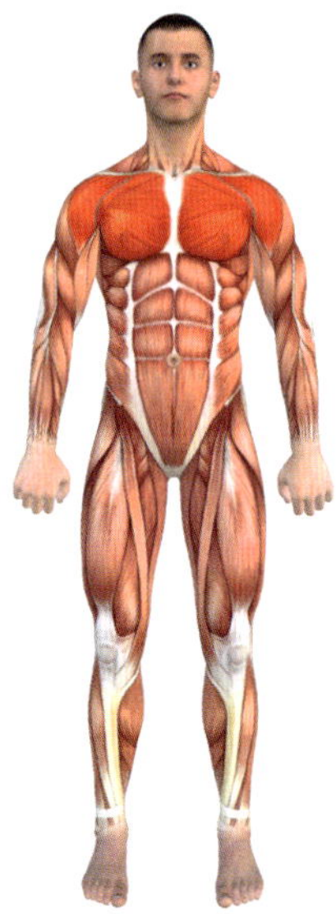

Vorsicht! Versuche nicht die Hanteln in liegender Position seitlich wegzulegen oder fallenzulassen (Verletzungsgefahr!).

Beachte:
Vermeide ein zu tiefes Absenken der Hanteln, um eine Überlastung der Schultergelenke zu verhindern. Vermeide auch ein Hochdrücken des Beckens und eine übermäßige Hohlkreuzbildung. Dies passiert häufig, wenn die Zielmuskulatur schon sehr ermüdet ist (zum Beispiel gegen Ende der Serie). Achte darauf, in der Hebebewegung die Arme nicht bis in die Senkrechte zu führen, da ansonsten die Muskeln an Spannung verlieren.

Ziel:
Diese Übung trainiert in erster Linie die Brustmuskulatur. Eine wichtige Hilfsmuskulatur ist der vordere Anteil des Schultermuskels (Deltamuskel). Der Trizeps hat – im Gegensatz zum Bankdrücken – keine trainingsrelevante Aktivität. Diese Übung sollte sehr sauber und kontrolliert ausgeführt werden, um Überlastungen der Muskeln und Schultergelenke zu vermeiden.

Bedeutung:
Alltag: kaum typische Alltagsanforderung; Schiebebewegungen und Abstützen des Körpers.
Sport: Sportarten mit hoher Oberkörperbelastung, insbesondere Speer- und Diskuswerfen, Tennis, Turnen, Kanu.
Medizin: keine besondere Bedeutung.

Variation 1:
Wie beim Bankdrücken nehmen erfahrene Trainierende häufig die Beine vom Boden hoch und schlagen die Unterschenkel übereinander. Allerdings erfordert dies eine gute Balance-Fähigkeit, sonst besteht eine erhöhte Verletzungsgefahr (siehe auch Übung 23: Bankdrücken, Seite 102).

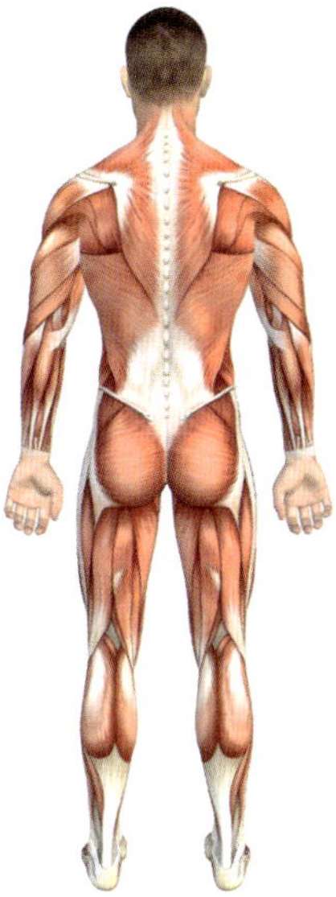

Variation 2:
Eine Ausführungsvariante ohne eine relevante Veränderung der Trainingswirkung ist das Drehen der Handgelenke während der Aufwärtsbewegung der Arme. Durch die Drehung zeigen die Handrücken am Ende der Aufwärtsbewegung nach hinten (nicht nach außen!).

= Bewegtes Gelenk; Die Bewegung kommt nur aus den Schultergelenken!

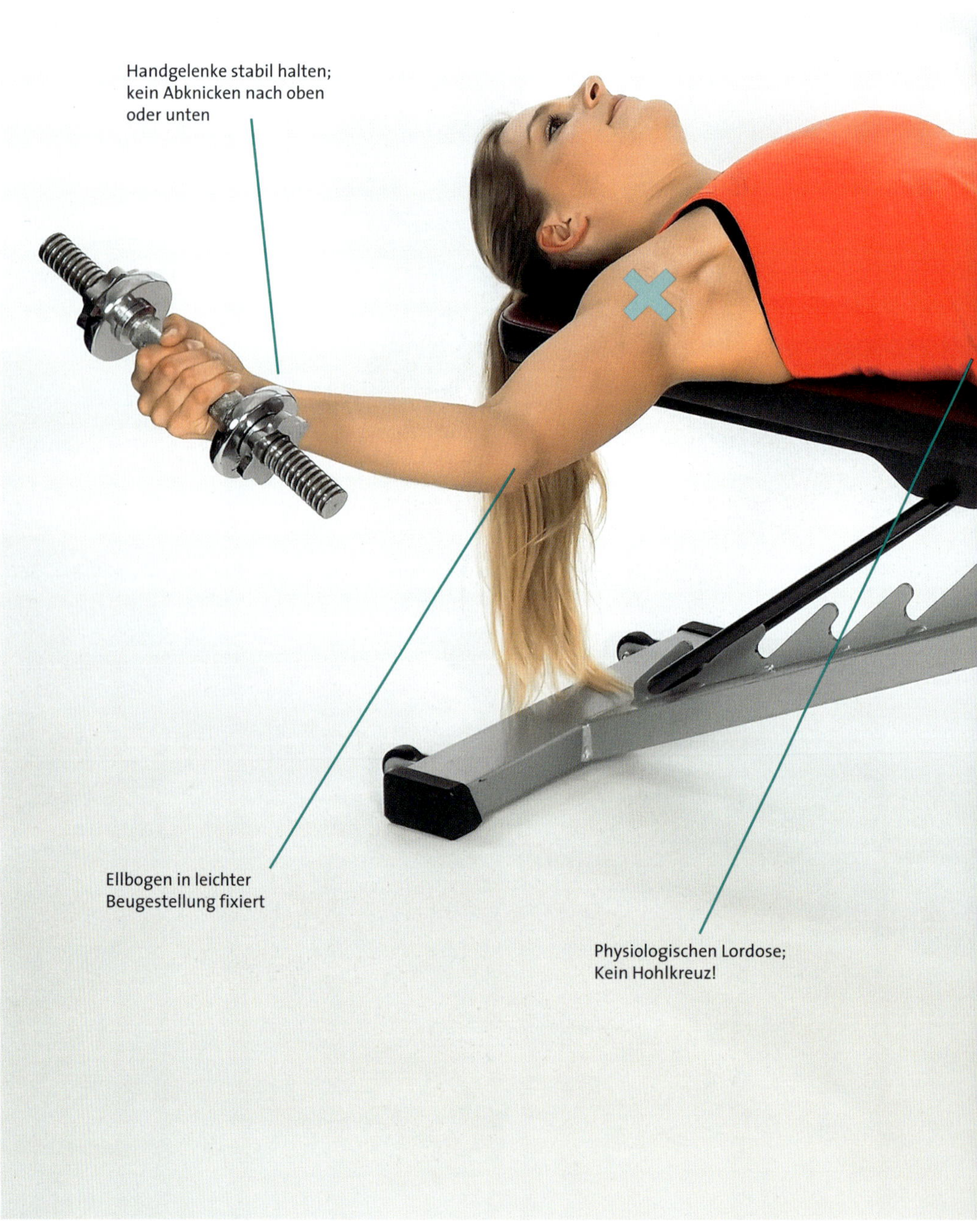
Handgelenke stabil halten;
kein Abknicken nach oben
oder unten
Ellbogen in leichter
Beugestellung fixiert
Physiologischen Lordose;
Kein Hohlkreuz!

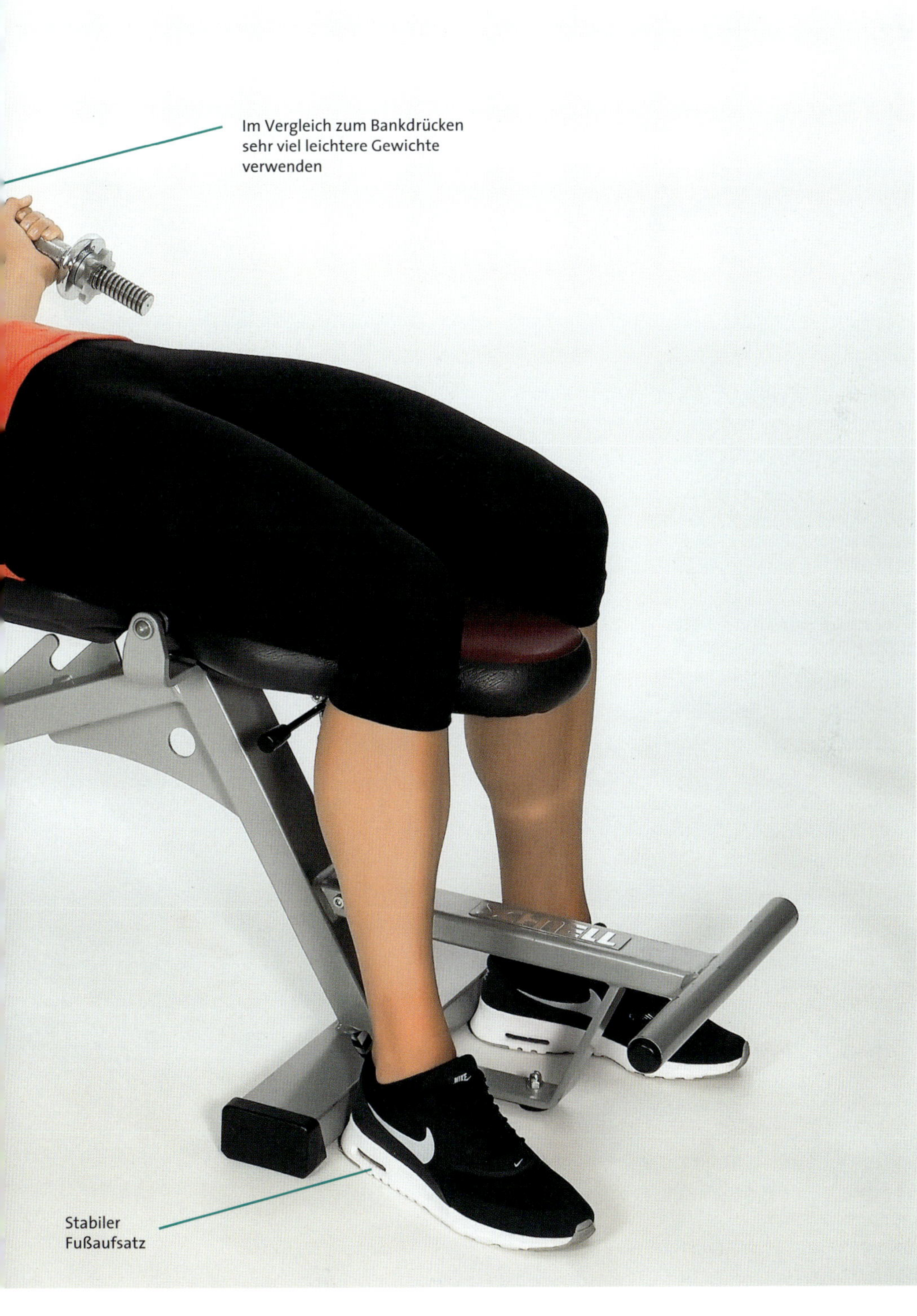
Im Vergleich zum Bankdrücken sehr viel leichtere Gewichte verwenden
Stabiler Fußaufsatz

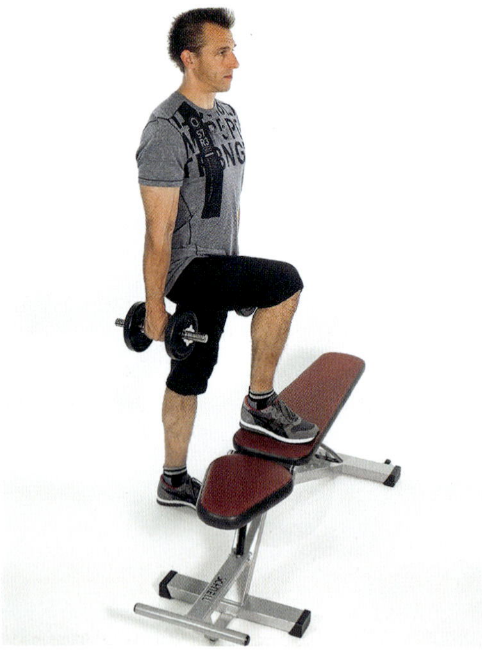

Startposition

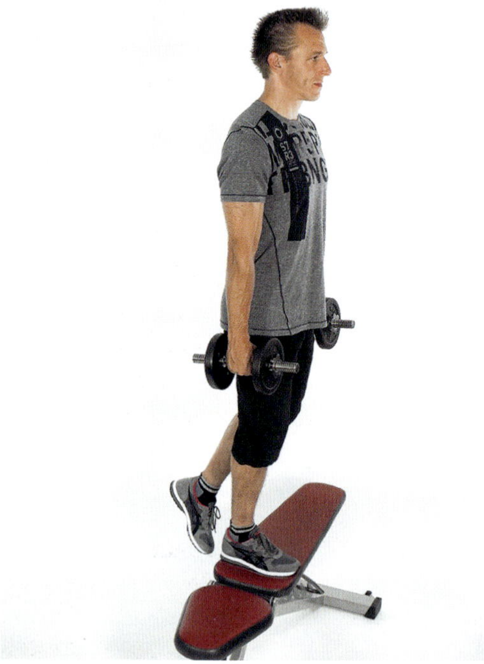

Endposition

Übung 25: Bankaufsteiger

Ausführung:
Man steht im hüftbreiten Stand vor der Trainingsbank. Die Hanteln werden mit gestreckten Armen neben dem Körper gehalten. Nun wird der rechte Fuß mit ganzer Sohle auf die Bank gesetzt. Dann stemmt das Bein den Körper nach vorne oben. Das linke Bein wird nun nachgezogen und neben das rechte gesetzt. Beide Knie sind gestreckt. Dann steigt das linke Bein wieder ab, während das rechte die Abwärtsbewegung kontrolliert. Der linke Fuß erreicht den Boden zunächst mit dem Vorfuß – nicht mit der Ferse! Hat der linke Fuß wieder Bodenkontakt, wird das rechte Bein nachgezogen und die Startposition wieder erreicht. Dann steigt das rechte Bein erneut auf usw. Nach jeder Serie wird die Seite gewechselt, d. h. dann steigt das linke Bein auf.

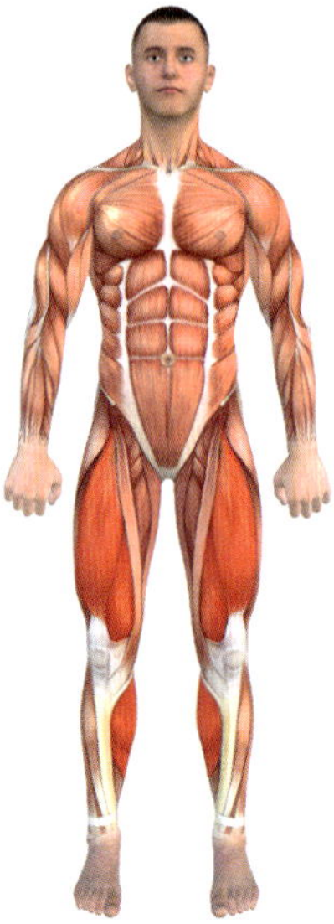

Beachte:
Die Oberkörperposition bleibt während der Ausführung relativ aufrecht. Es findet kein erhebliches Vorneigen statt, wie zum Beispiel bei einigen Kniebeuge-Varianten. Das Knie des Stemmbeins (das zuerst aufsteigende Bein) wird nicht vor die Fußspitze geführt, sondern bleibt dahinter! Achte auf eine gute Ausbalancierung des Beckens; das Becken darf nicht zur Seite des unbelasteten Beins abkippen.

Vorsicht! Ob die Übung effektiv und sinnvoll durchführbar ist, hängt vom Verhältnis der Bankhöhe zur Beinlänge des Trainierenden ab. Ist die Bank im Verhältnis zum Trainierenden sehr hoch, wird eine technisch saubere Ausführung schwierig.

Ziel:
Diese Übung ist eine gute Möglichkeit, die Beine mithilfe einer Trainingsbank zu trainieren. Insbesondere die einbeinige Aktivierung, die oft in Alltag und Sport eine wichtige Rolle spielt, wird hierbei intensiv trainiert. Zielmuskulatur ist der Gesäßmuskel (Gluteus maximus) sowie der vordere und hintere Oberschenkel (Quadrizeps und »Hamstrings«).

Bedeutung:
Alltag: alle Geh- und Laufbelastungen, besonders Aufstehen aus tiefen Körperpositionen, Leitern und Treppen steigen.
Sport: alle Sportarten mit Geh- und Laufbelastungen und kraftvollem ein- und beidbeinigem Beineinsatz, u. a. Fußball, Handball, Volleyball, Skifahren, Leichtathletik, Turnen, Bergwandern, Kampf- und Kraftsport.
Medizin: Stabilisierung der Kniegelenke und Hüftgelenke.

Variation:
Wenn das Stemmbein den Körper hochgedrückt hat, wird das Spielbein (das nachziehende Bein) nicht sofort auf die Bank aufgesetzt, sondern das Knie durch ein Beugen der Hüfte nach vorn oben gezogen. Erst dann wird der Fuß aufgesetzt. Dies macht die Übung anspruchsvoller, insbesondere für die Muskulatur, die das Becken stabilisiert (u.a. die kleineren Gesäßmuskeln Gluteus minimus und medius). Auch die allgemeine Balance-Fähigkeit (Einbeinstand) wird geschult.

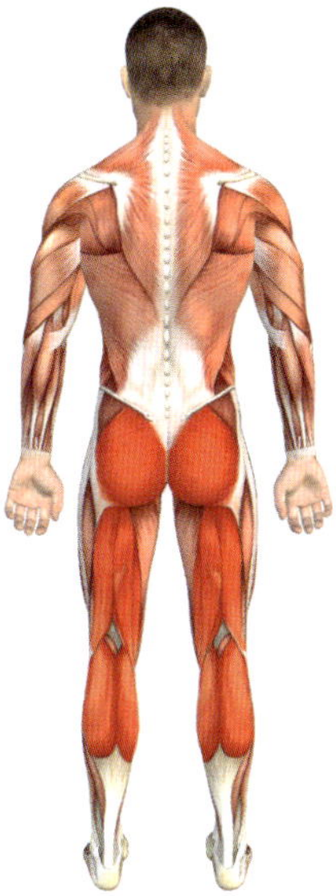

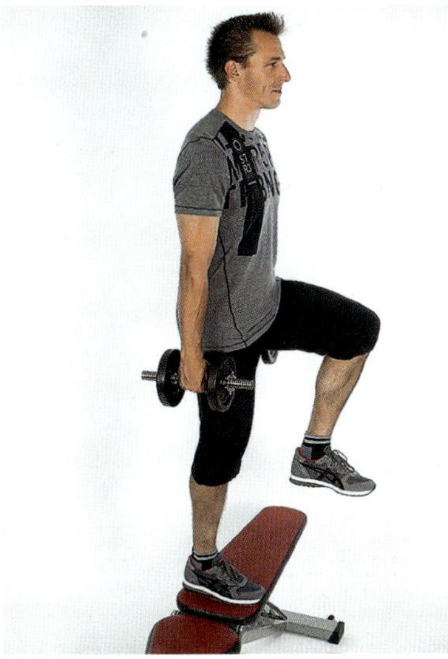

Der technische Anspruch der Übung steigt deutlich, wenn das nachgezogene Bein vor dem Aufsetzen betont nach oben gezogen wird.

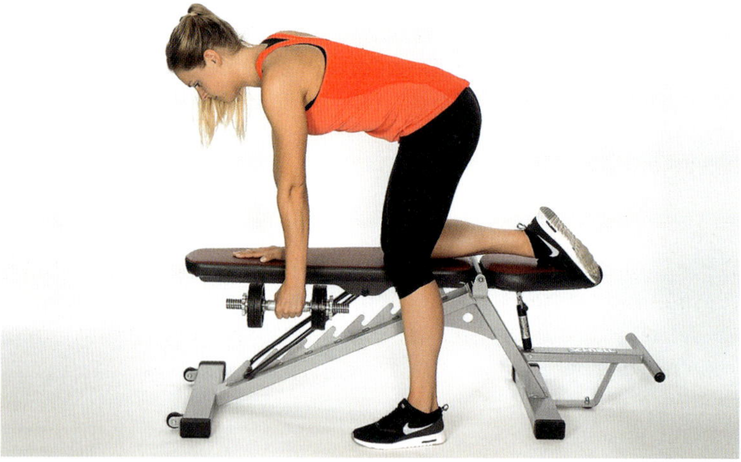

Startposition

Endposition

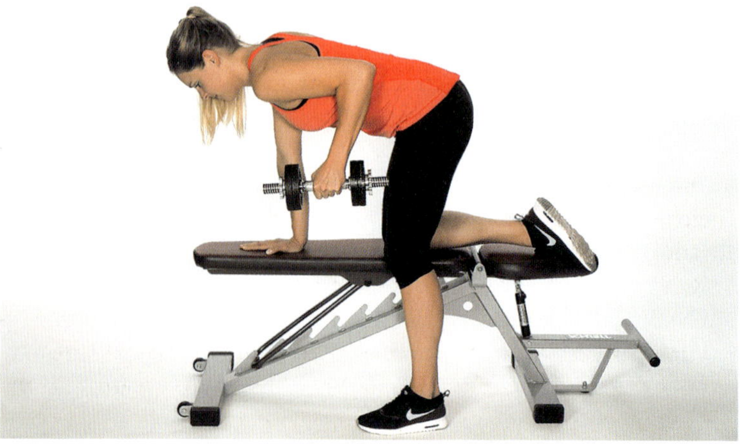

Übung 26: Rudern, einarmig

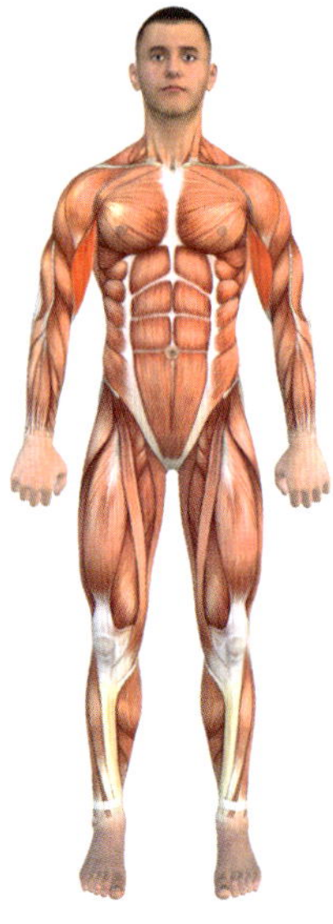

Ausführung:
Man stützt sich mit dem rechten Knie und der gleichseitigen Hand auf die Trainingsbank. Das linke Bein steht fest auf dem Boden, der linke Arm hängt senkrecht herab und hält die Hantel bei gestrecktem Ellbogen. Nun wird der linke Ellbogen nach hinten oben gezogen, der Unterarm folgt der Bewegung, hängt aber stets nahezu senkrecht. In der Endposition ist der Arm stark gebeugt, der Ellbogen steht etwas höher als die Schulter. Dann wird die Hantel wieder abgesenkt, bis der gesamte Arm wieder senkrecht hängt. Dann erfolgt sofort die nächste Hebung. Nach jeder Serie wird die Seite gewechselt.

Beachte:
Der Ellbogen führt die Bewegung! Vermeide ein »Hängen« der Schulter auf der trainierenden Seite, indem das Schulterblatt fixiert wird. Halte den Rücken gestreckt und vermeide ein Verdrehen des Oberkörpers. Die Übung kann auch auf einer normalen Sitzbank oder einem Hocker ausgeführt werden.

Ziel:
Diese Übung trainiert den breiten Rückenmuskel (Latissimus) sowie den hinteren Anteil des Schultermuskels (Deltamuskel). Auch der Bizeps wird bei dieser Übung mitaktiviert. Für diese Übung nimmt man relativ schwere Hanteln.

Bedeutung:
Alltag: beim Heranziehen von Gegenständen zum Körper, beim Anheben von Lasten.
Sport: Sportarten mit Ziehbewegungen, zum Beispiel Rudern, Kanu, Gewichtheben, Kampf- und Kraftsport.
Medizin: Die Übung trägt zur Stabilisation des Schultergelenks bei; auch im Rückentraining sinnvoll.

Variation:
Gleiche Ausgangsposition wie oben beschrieben, nur dass der Handrücken nach vorn zeigt. Führe den Ellbogen dann nach oben außen. Der Handrücken zeigt während der ganzen Ausführung nach vorn. Durch diese Variation werden der hintere Schultermuskel und die Schulterblattmuskeln noch intensiver belastet. Bei dieser Übungsvariante sind die Gewichte normalerweise etwas geringer als bei der eng am Körper geführten Bewegung.

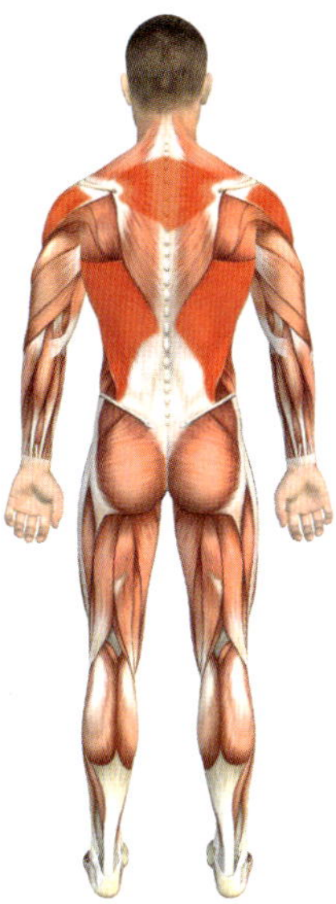

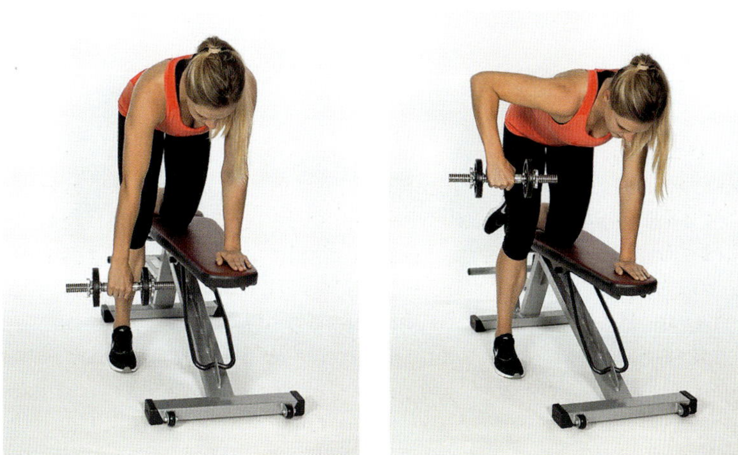

Das »breite« Rudern erreicht den Schulterbereich etwas gezielter als die »enge« Variante.

Übung 27: Back-Kicks

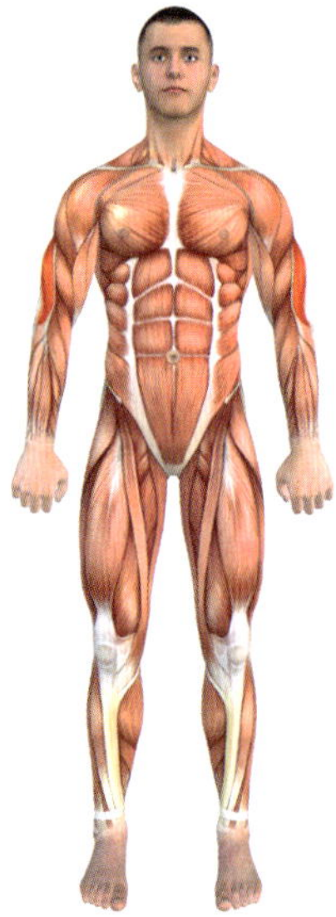

Ausführung:
Man stützt sich mit dem rechten Knie und der gleichseitigen Hand auf die Trainingsbank. Das linke Bein steht fest auf dem Boden, der linke Arm hält die Hantel bei waagerechtem Oberarm, der eng am Körper gehalten wird. Der Unterarm hängt senkrecht herab. Nun wird der linke Arm im Ellbogen gestreckt, wodurch die Hantel sich nach hinten oben bewegt. In der Endposition ist der Arm vollständig gestreckt. Dann wird die Hantel wieder abgesenkt, bis der Unterarm wieder senkrecht hängt. Dann erfolgt sofort die nächste Hebung. Nach jeder Serie wird die Seite gewechselt.

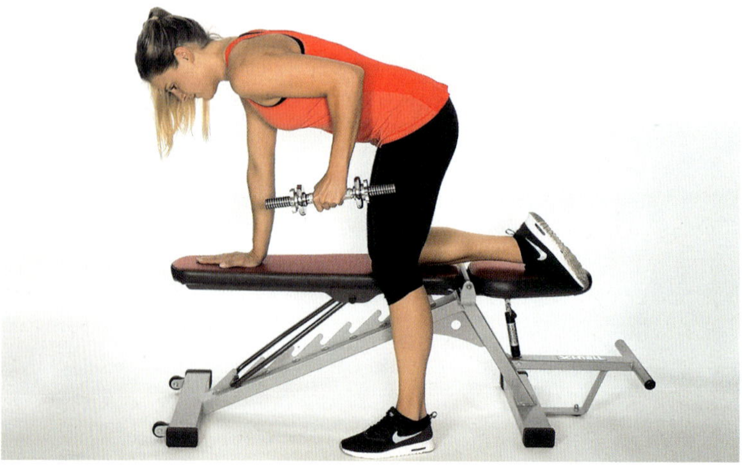

Startposition

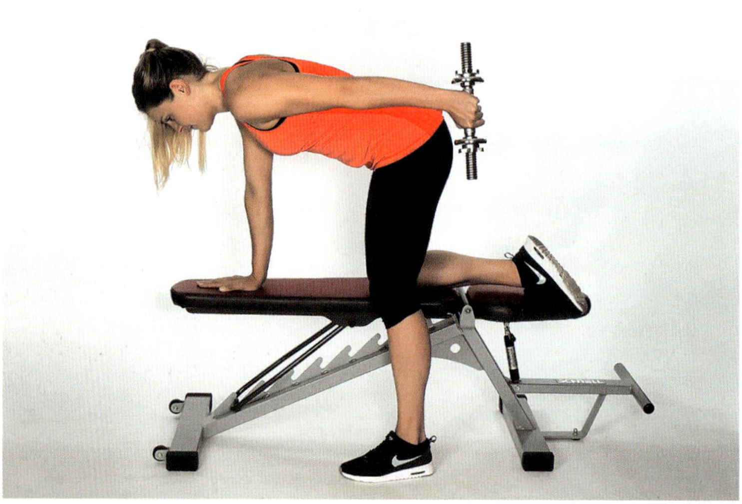

Endposition

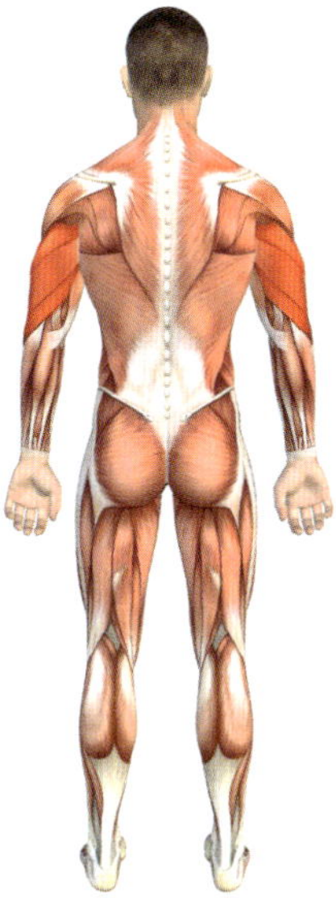

Beachte:
Bewege den Oberarm nicht mit. Halte auch den Oberkörper gut fixiert (kein Mitbewegen!). Achte darauf, dass das Handgelenk nicht abgeknickt wird (Handgelenkstellung der Ausgangsposition wird beibehalten!). Die Übung kann auch auf einer normalen Sitzbank oder einem Hocker ausgeführt werden.

Ziel:
Diese Übung trainiert sehr isoliert den hinteren Oberarm, also den Trizeps. Durch die Positionierung des Armes in der Waagerechten ist die höchste Anspannung des Muskels in der vollen Streckung, was die Übung von anderen Trizepsübungen unterscheidet, die in der Beugestellung die höchste Kontraktionskraft erfordern.

Bedeutung:
Alltag: Im Alltag arbeitet der Trizeps vor allem beim Abstützen und Hochdrücken des Körpers in der hier trainierten Weise, d. h. mit hoher Anspannung in der vollen Streckung.
Sport: vor allem Stützaufgaben, insbesondere beim Turnen (Pferd, Barren).
Medizin: Der Muskel unterstützt die Stabilität im Ellbogengelenk.

Variation 1:
Halte die Hantel am höchsten Punkt (gestreckter Arm!) für zwei bis drei Sekunden, bevor die Absenkung erfolgt. Hierdurch wird die Übung intensiver.

Variation 2:
Eine weitere Möglichkeit ist, nur die zweite Hälfte der Streckbewegung durchzuführen, d. h. der Unterarm startet aus einer Neigung von 45° (nach hinten), geht dann in die volle Streckung und wird dann auch nur auf 45° zurückgeführt.

Als Variante wird nur die zweite Hälfte der Bewegung durchgeführt, es finden quasi nur »Endkontraktionen« statt. Hier ist die veränderte Startposition abgebildet.

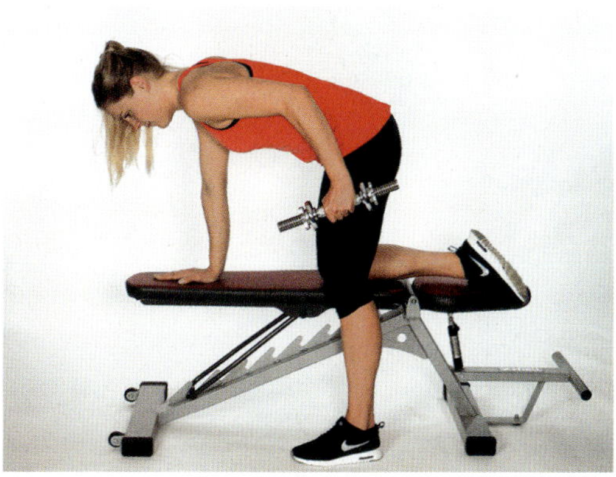

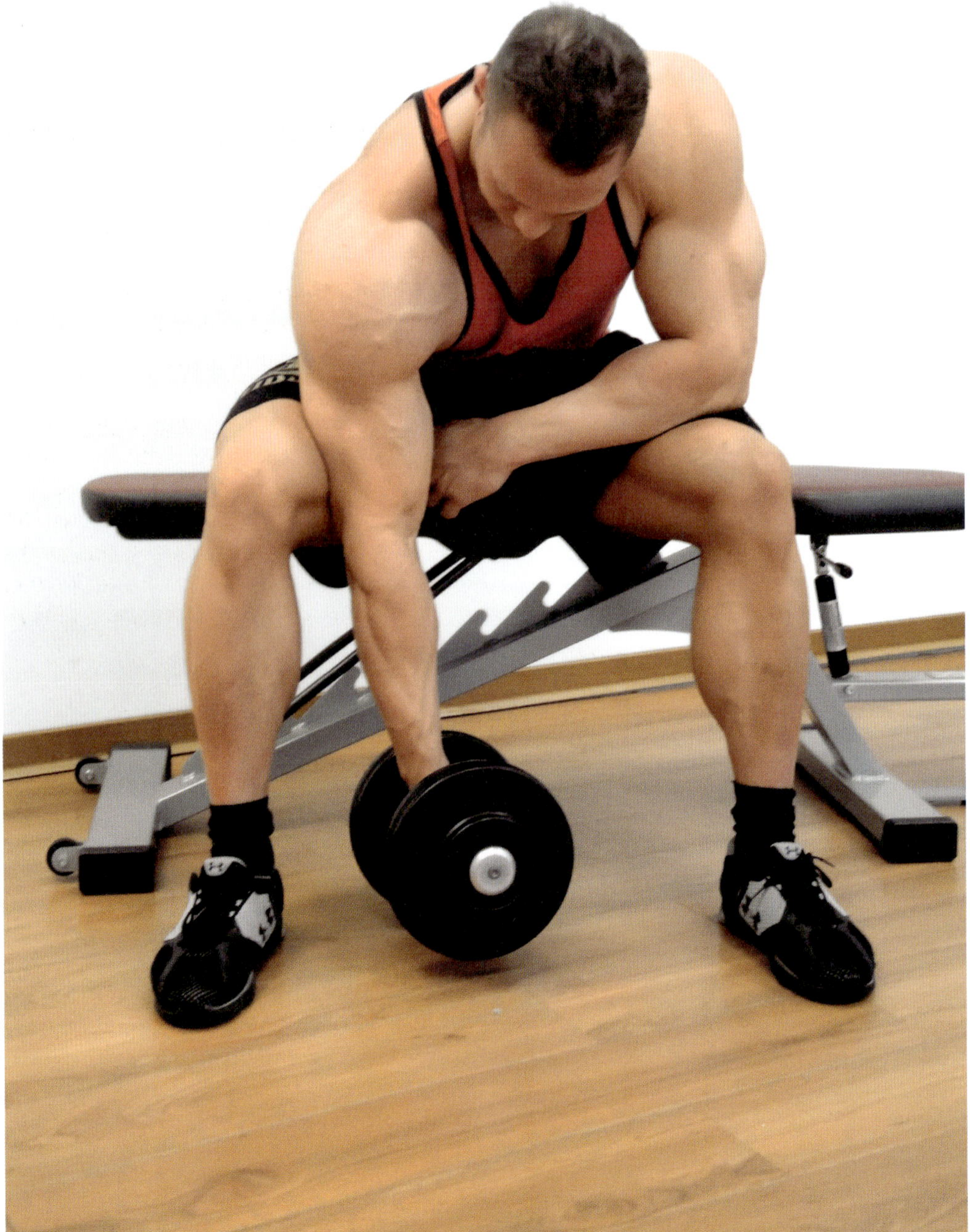

2.6 Mustertrainingspläne

Die hier vorgestellten Mustertrainingspläne präsentieren einige Kombinationsmöglichkeiten der in diesem Buch vorgestellten Übungen. Viele weitere Kombinationen sind möglich. Ein sinnvolles Programm richtet sich nach der Zielsetzung. Häufige Ziele von Hobby-Sportlern wurden hier berücksichtigt, beispielsweise Fitness, Rückentraining, Schultertraining, Hals-Nacken-Training. In den Musterplänen sind Serienzahlen und Wiederholungszahlen vorgeschlagen. Die geeigneten Wiederholungszahlen können aber auch gemäß den Erläuterungen in Kap. 1.2.3 (Seite 22) festgelegt werden. Wenn dies zu verwirrend erscheint, führe die jeweils vorgeschlagene Zahl an Wiederholungen durch. Wenn Körperbereiche trainiert werden, in denen bereits Beschwerden aufgetreten sind (z. B. Rücken, Schulter), führe zunächst 15 Wiederholungen pro Serie mit wenig (!) Gewicht durch, um die Verträglichkeit der Übungen zu testen. Bei stärkeren gesundheitlichen Problemen oder nach Operationen ist eine Rücksprache mit einem Arzt dringend zu empfehlen.

Beachte, dass anspruchsvollere Übungen aus dem erweiterten Kreis (Kap. 2.3 und 2.4) für Trainingseinsteiger manchmal zu schwierig sind. Wenn die Bewegungskontrolle nicht gelingt, sollten zunächst die Basisübungen (Kap. 2.2) über einige Wochen trainiert werden, um das Gefühl für die Bewegungen, die Körperstabilisation und die allgemeine Belastbarkeit der Muskeln und Gelenke zu erhöhen. Dann kann man sich meist problemlos den anspruchsvolleren Übungen widmen.

Fitness-Training Einsteiger Männer/Frauen, kleines Programm

Übungs-nummer	Übungs-bezeichnung	Seite	Wirkungsbereich / Ziel	Belastungsumfang	
1	Kniebeugen	48	Oberschenkel, Gesäß	2 Serien à 15 Wieder-holungen	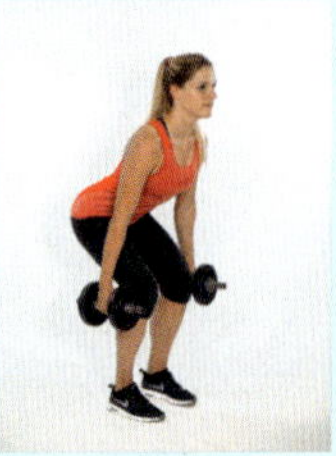
2	Wadenheben	50	Waden	2 Serien à 15 Wieder-holungen	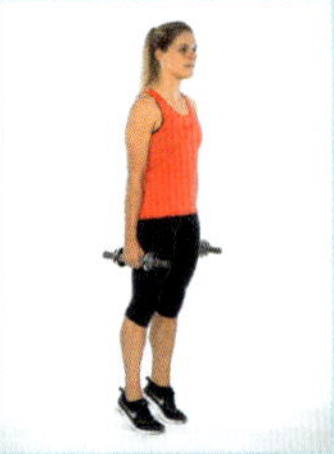
4	Liegestütz / Knieliegestütz	54	Brust, Trizeps, vorderer Schultermuskel	2 Serien à 10–15 Wieder-holungen	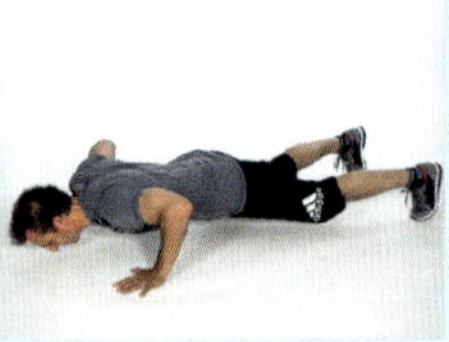

Übungs-nummer	Übungs-bezeichnung	Seite	Wirkungsbereich / Ziel	Belastungsumfang	
5	Bizepscurl	56	Bizeps	2 Serien à 15 Wieder-holungen	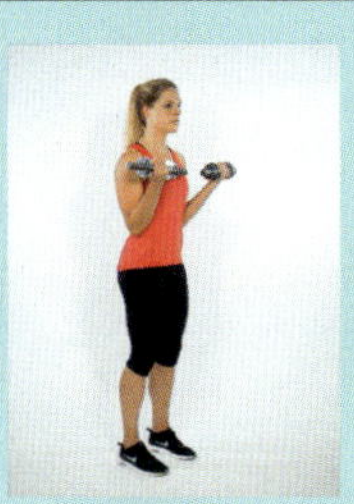
3	Rumpfseit-beugen	52	Seitliche Bauchmuskeln	2 Serien à 15 Wieder-holungen*	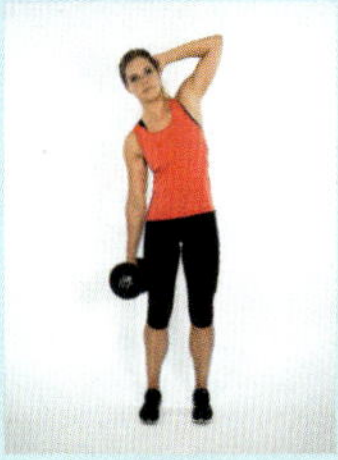
8	Seitheben vorgeneigt im Sitzen	62	hinterer Schultermuskel, oberer Rücken, Schultergürtel	2 Serien à 15 Wieder-holungen	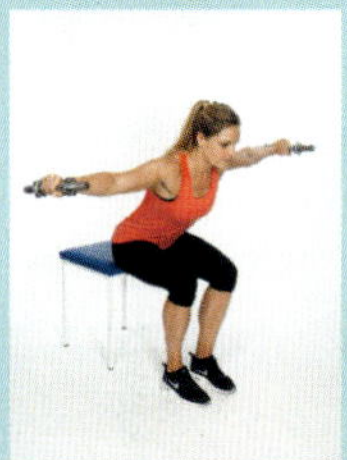

*pro (Körper-) Seite

Fitness-Training Einsteiger Männer/Frauen, großes Programm

Übungs-nummer	Übungs-bezeichnung	Seite	Wirkungsbereich / Ziel	Belastungsumfang	
1	Kniebeugen	48	Oberschenkel, Gesäß	2 Serien à 15 Wiederholungen	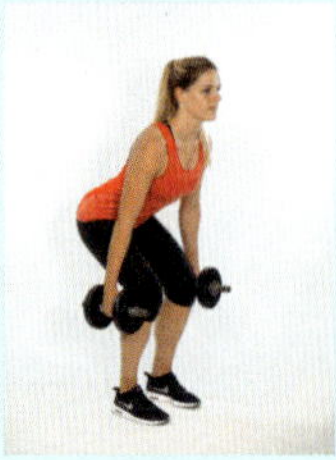
2	Wadenheben	50	Waden	2 Serien à 15 Wiederholungen	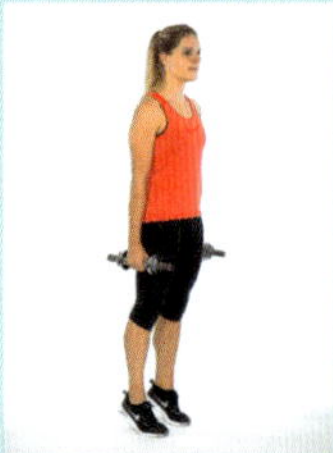
3	Rumpfseitbeugen	52	Seitliche Bauchmuskeln	2 Serien à 10-15 Wiederholungen*	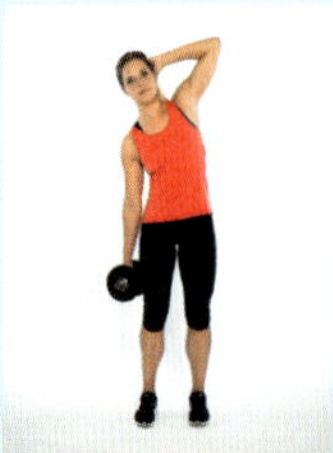
4	Liegestütz / Knieliegestütz	54	Brust, Trizeps, vorderer Schultermuskel	2 Serien à 15 Wiederholungen	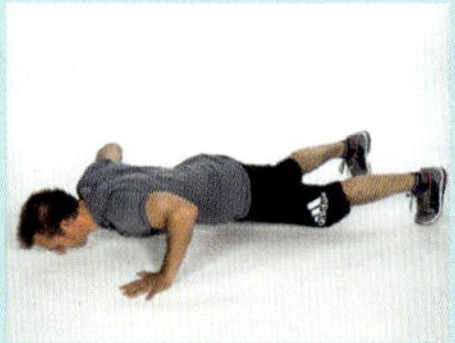
5	Bizepscurl	56	Bizeps	2 Serien à 15 Wiederholungen	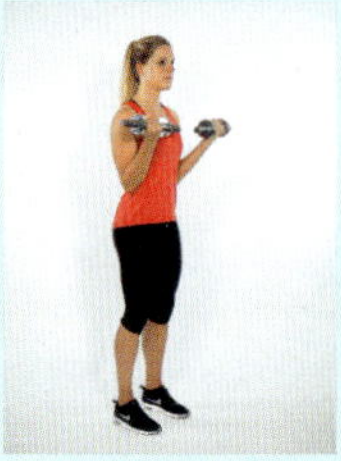

*pro (Körper-) Seite

Übungs-nummer	Übungs-bezeichnung	Seite	Wirkungsbereich / Ziel	Belastungsumfang	
6	Trizepsdrücken im Liegen	58	Trizeps	2 Serien à 15 Wieder-holungen	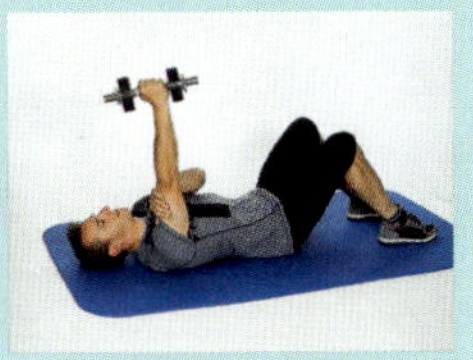
7	Seitheben	60	Seitlicher Schultermuskel, Trapezmuskel	2 Serien à 15 Wieder-holungen	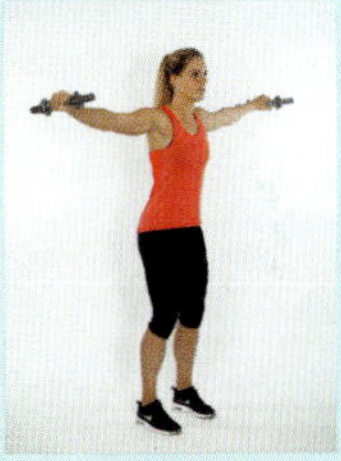
8	Seitheben vorgeneigt im Sitzen	62	hinterer Schultermuskel, oberer Rücken, Schultergürtel	2 Serien à 15 Wieder-holungen	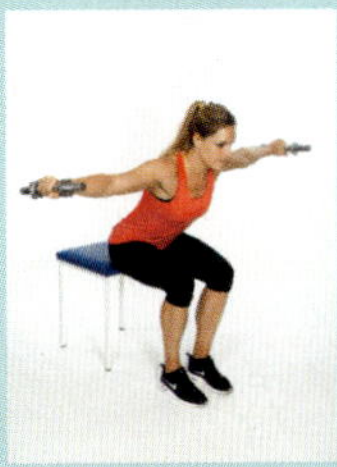
9	Bauch-Crunch	66	Gerade Bauchmuskulatur	2 Serien à 10-15 Wieder-holungen	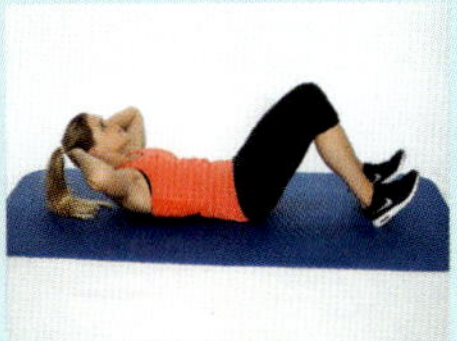

Fitness-Training Fortgeschrittene: Plan A (ohne Bank)

Übungs-nummer	Übungs-bezeichnung	Seite	Wirkungsbereich / Ziel	Belastungsumfang	
1	Kniebeugen	48	Oberschenkel, Gesäß	3 Serien à 12 Wieder-holungen	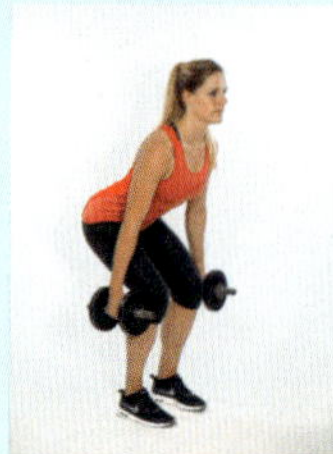
11	Wadenheben einbeinig	72	Waden	3 Serien à 12 Wieder-holungen	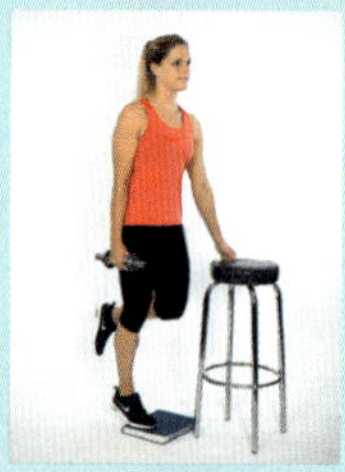
19	Kreuzheben	88	Rückenstreck-muskulatur	3 Serien à 12 Wieder-holungen	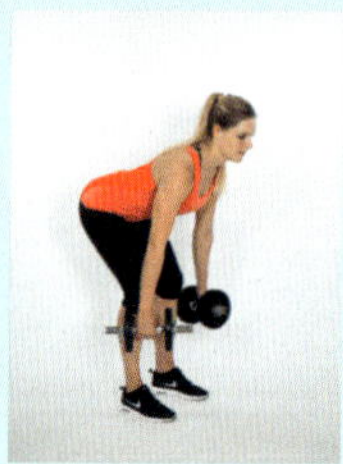
9	Bauch-Crunch	66	Gerade Bauchmuskulatur	3 Serien à 15-20 Wieder-holungen	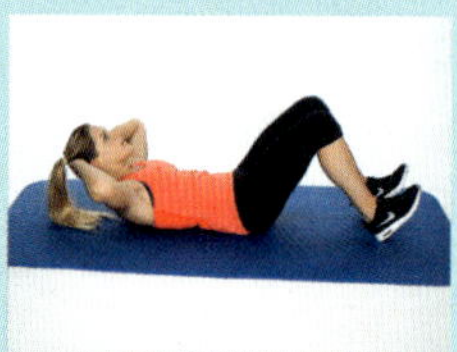
12	Konzentrations-curl	74	Bizeps	3 Serien à 12 Wieder-holungen*	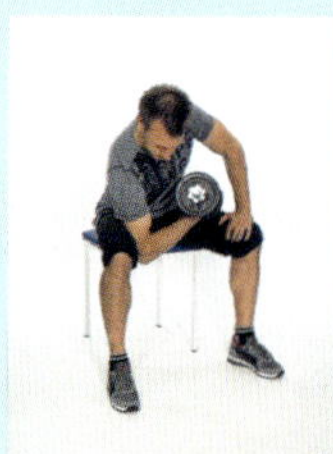

*pro (Körper-) Seite

Übungs-nummer	Übungs-bezeichnung	Seite	Wirkungsbereich / Ziel	Belastungsumfang	
4	Liegestütz	54	Brust, Trizeps, vorderer Schultermuskel	2 Serien à 15-20 Wieder-holungen	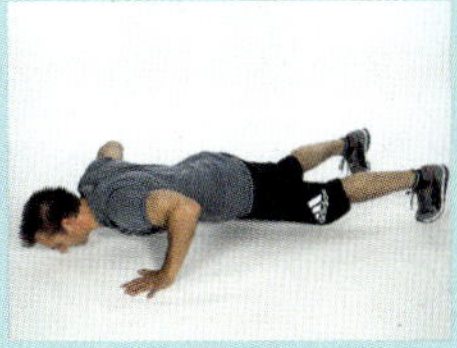
13	Schulterdrücken	76	vordere und mittlere Schulter, Trapezmuskel, Trizeps	3 Serien à 12 Wieder-holungen	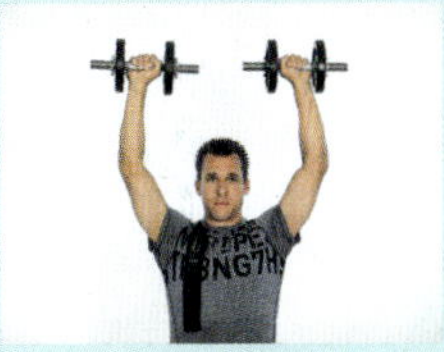
14	Trizepsdrücken im Stehen	78	Trizeps	2 Serien à 12 Wieder-holungen	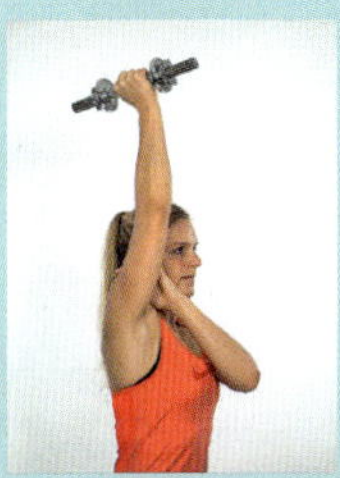
20	Rumpf-stabilisation im Vierfüßler-Stand	92	Bauch- und Rücken-muskulatur, hinterer Schultermuskel	3 Serien à 12 Wieder-holungen*	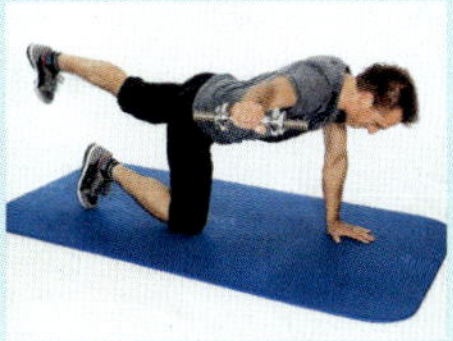

*pro (Körper-) Seite

Fitness-Training Fortgeschrittene: Plan B (ohne Bank)

Übungs-nummer	Übungs-bezeichnung	Seite	Wirkungsbereich / Ziel	Belastungsumfang	
10	Kniebeuge im Ausfallschritt	70	Oberschenkel, Gesäß	3 Serien à 12 Wieder-holungen	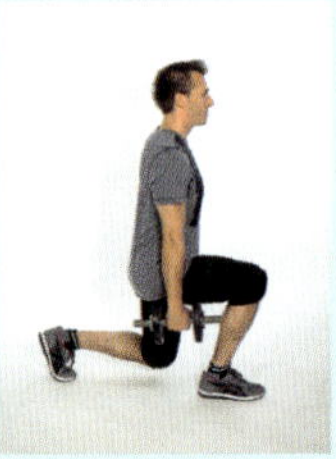
11	Wadenheben einbeinig	72	Waden	3 Serien à 12 Wieder-holungen	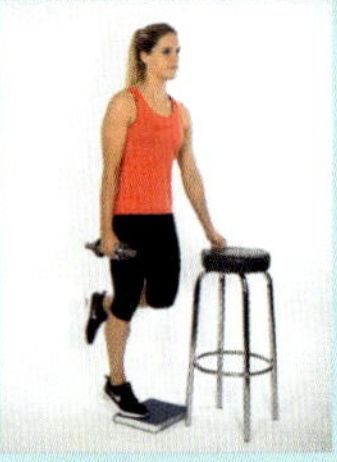
19	Kreuzheben	88	Rückenstreck-muskulatur	2 Serien à 12 Wieder-holungen	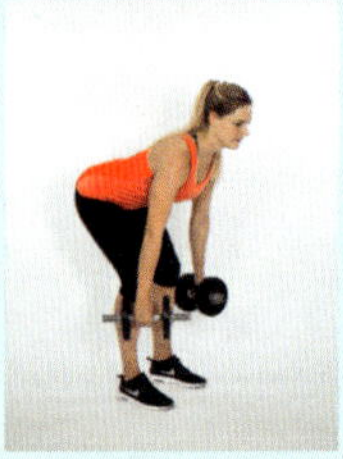
9	Bauch-Crunch	66	Gerade Bauchmuskulatur	3 Serien à 12–15 Wieder-holungen	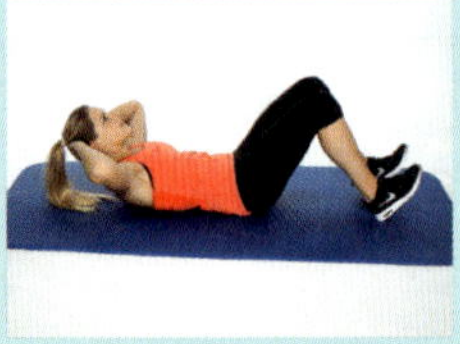
5	Bizepscurl	56	Bizeps	3 Serien à 12 Wieder-holungen	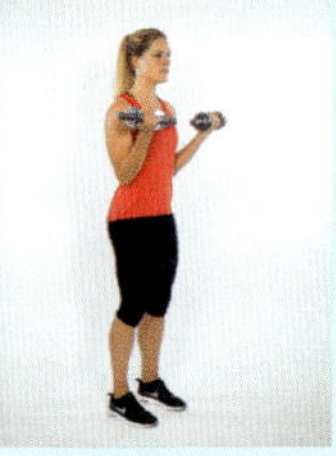

Übungs-nummer	Übungs-bezeichnung	Seite	Wirkungsbereich / Ziel	Belastungsumfang	
13	Schulterdrücken	76	vordere und mittlere Schulter, Trapezmuskel, Trizeps	3 Serien à 12 Wieder-holungen	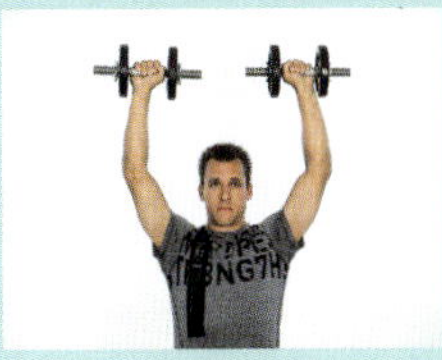
14	Trizepsdrücken im Stehen	78	Trizeps	2 Serien à 12 Wieder-holungen*	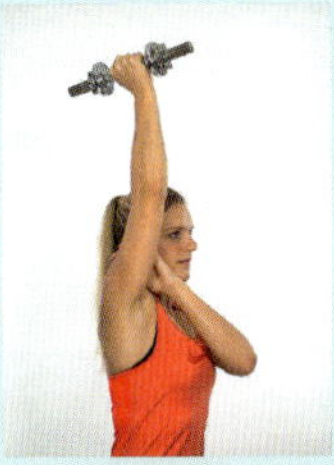
18	Seitheben vorgeneigt im Stehen	86	hinterer Schultermuskel, oberer Rücken, Schultergürtel	2 Serien à 12 Wieder-holungen	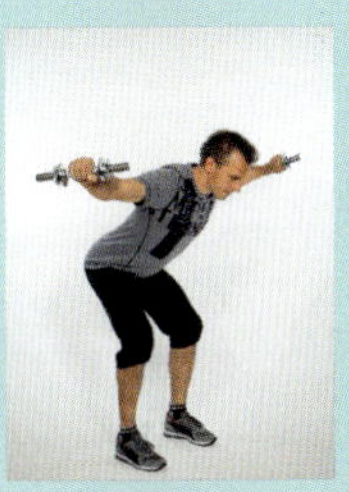
3	Rumpfseit-beugen	52	seitliche Bauch-muskulatur	3 Serien à 12 Wieder-holungen*	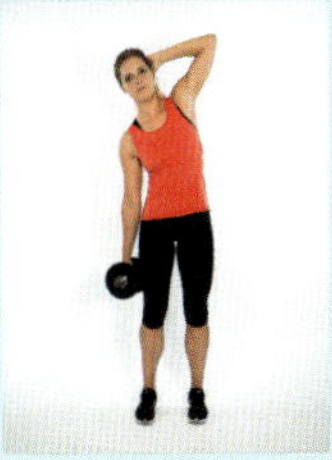

*pro (Körper-) Seite

Hals-Nacken-Training: Stabilisationsprogramm

Beachte: Übungen Schulterheben, Seitheben und Frontheben zunächst mit wenig Gewicht ausführen und später langsam steigern.

Übungs-nummer	Übungs-bezeichnung	Seite	Wirkungsbereich / Ziel	Belastungsumfang	
10	Kniebeuge im Ausfallschritt	70	Beinkraft für eine stabile Wirbel-säulenbasis	3 Serien à 12 Wieder-holungen	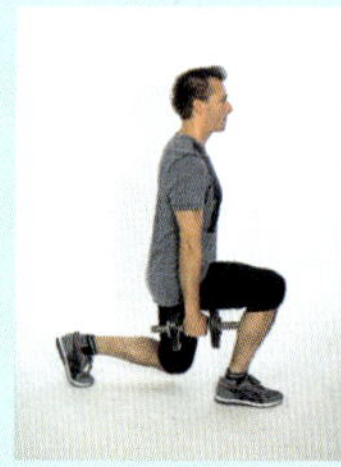
5	Bizepscurl	56	Kraft Oberarme, Schultergürtel	2 Serien à 12 Wieder-holungen	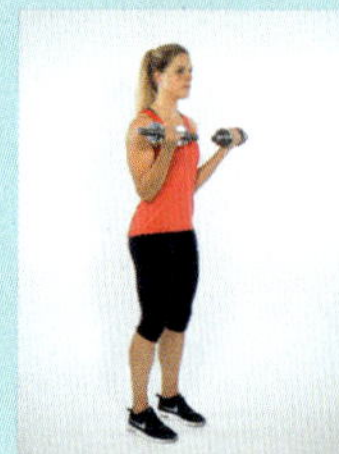
4	Knieliegestütz / Liegestütz	54	Stabilität Rumpf, Schultergürtel	3 Serien à 12 Wieder-holungen	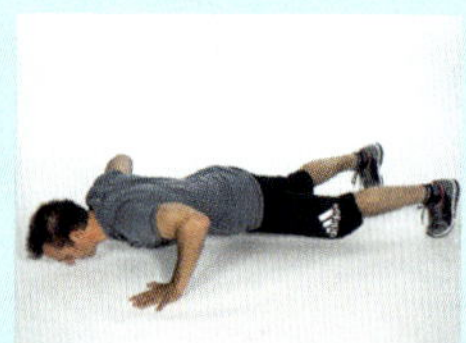
17	Schulterheben	84	Nacken-muskulatur	2 Serien à 12 Wieder-holungen	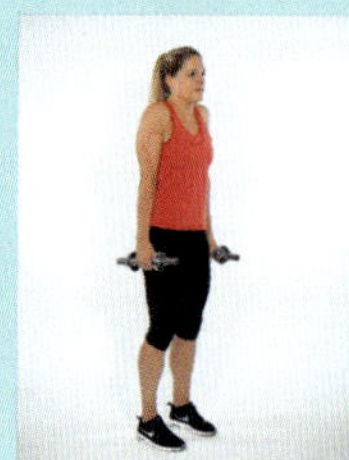

Übungs-nummer	Übungs-bezeichnung	Seite	Wirkungsbereich / Ziel	Belastungsumfang	
3	Rumpfseit-beugen	52	Rumpfkraft für eine stabile Wirbelsäulenbasis	3 Serien à 12 Wieder-holungen*	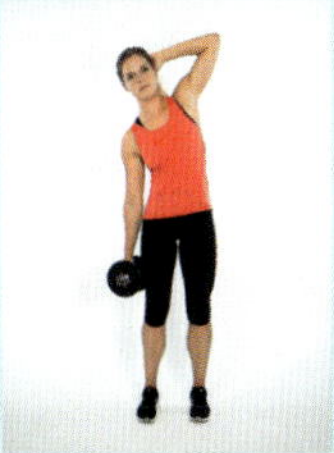
6	Trizepsdrücken im Liegen	58	Trizeps, Nacken-entlastung	2 Serien à 12 Wieder-holungen*	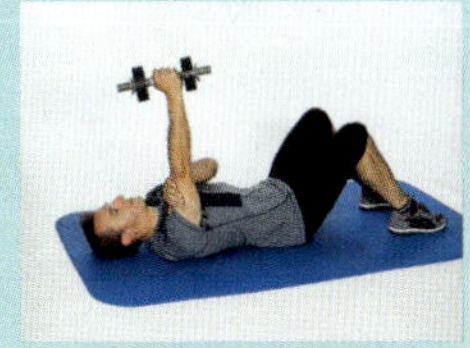
7	Seitheben Variation 1	61	Schulter-Nacken-Muskulatur	2 Serien à 10 Wieder-holungen*	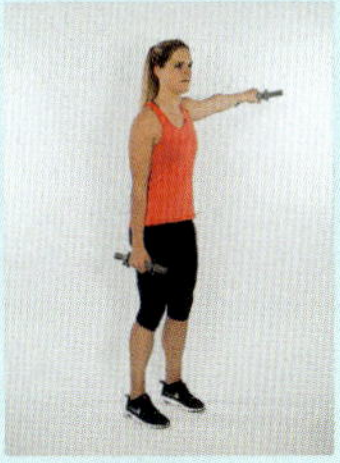
16	Frontheben Variation 2	83	Schulter-Brust-wirbelsäule	2 Serien à 10 Wieder-holungen*	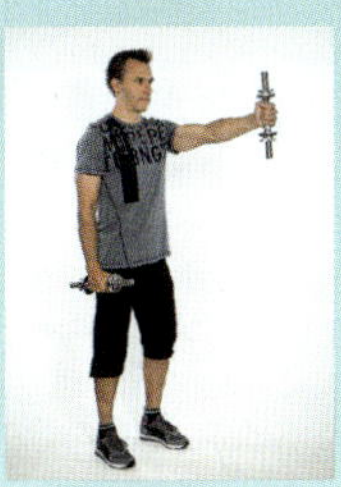

*pro (Körper-) Seite

Rückentraining: Stabilisationsprogramm

Übungs-nummer	Übungs-bezeichnung	Seite	Wirkungsbereich / Ziel	Belastungsumfang	
1	Kniebeugen	48	Beinkraft für eine stabile Wirbel-säulenbasis	2 Serien à 12 Wieder-holungen	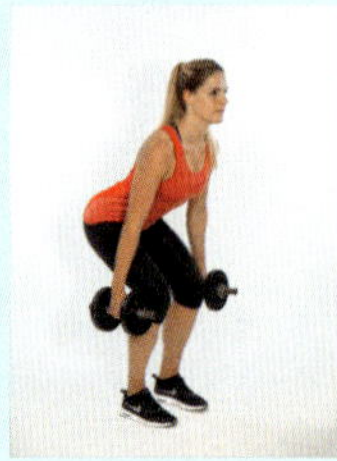
19	Kreuzheben	88	Rückenstreck-muskulatur	3 Serien à 12 Wieder-holungen	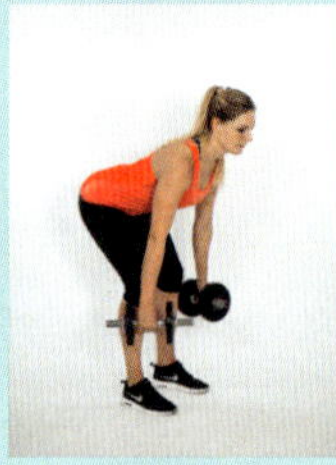
5	Bizepscurl	56	Bizeps, Rumpf-stabilisierung, Haltungstraining	2 Serien à 12 Wieder-holungen	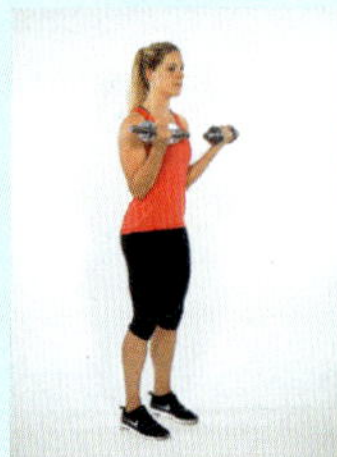
3	Rumpfseit-beugen	52	Seitliche Bauchmuskeln	2 Serien à 12 Wieder-holungen*	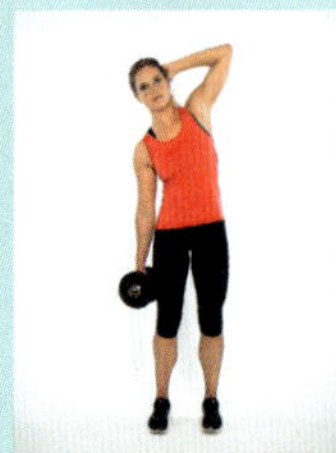
4	Liegestütz / Knieliegestütz	54	Rumpfstabilität, Bauchspannung	3 Serien à 12 Wieder-holungen	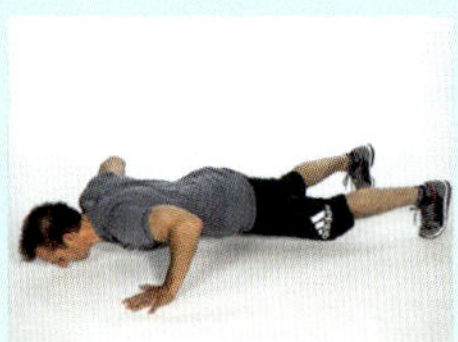

*pro (Körper-) Seite

Übungs-nummer	Übungs-bezeichnung	Seite	Wirkungsbereich / Ziel	Belastungsumfang	
26	Rudern, einarmig	110	Oberer Rücken, Latissimus	3 Serien à 12 Wieder-holungen*	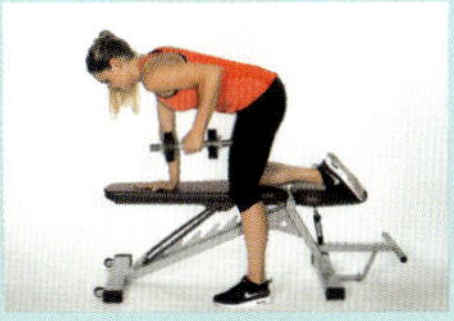
9	Bauch-Crunch	66	Gerade Bauch-muskulatur	3 Serien à 10–15 Wieder-holungen	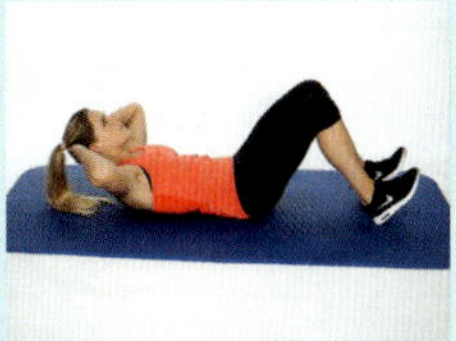
8	Seitheben vorgeneigt im Sitzen	62	hinterer Schultermuskel, oberer Rücken, Schultergürtel	2 Serien à 12 Wieder-holungen	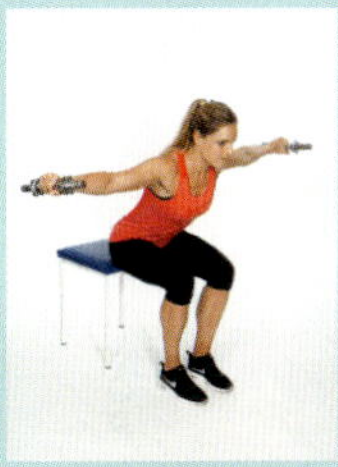
20	Rumpf-stabilisation im Vierfüßler-Stand	92	Rumpfmuskulatur, Rotatoren-stabilität	2 Serien à 12 Wieder-holungen*	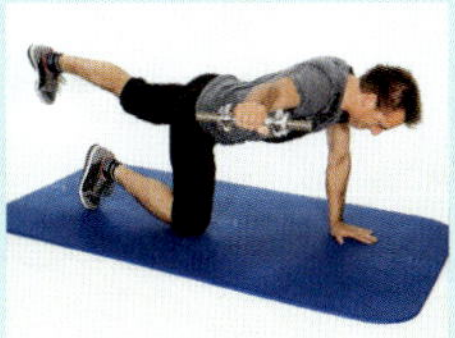

*pro (Körper-) Seite

Schultertraining: Stabilisationsprogramm

Übungsnummer	Übungsbezeichnung	Seite	Wirkungsbereich / Ziel	Belastungsumfang	
5	Bizepscurl	56	Stabilität durch Bizepssehne	3 Serien à 12 Wiederholungen	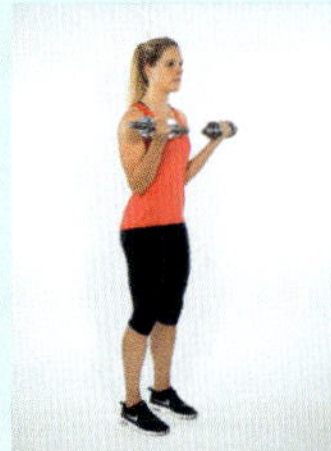
6	Trizepsdrücken im Liegen	58	Stabilität durch langen Muskelkopf des Trizeps	3 Serien à 12 Wiederholungen*	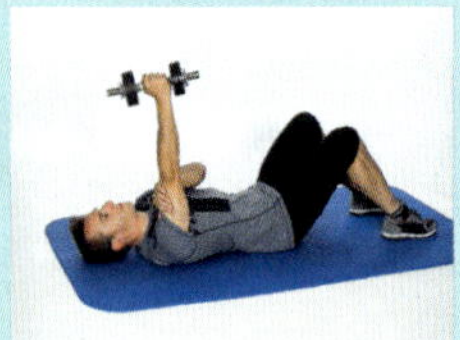
26	Rudern, einarmig	110	Hintere Schultermuskulatur, Schulterblattstabilisation	3 Serien à 12 Wiederholungen*	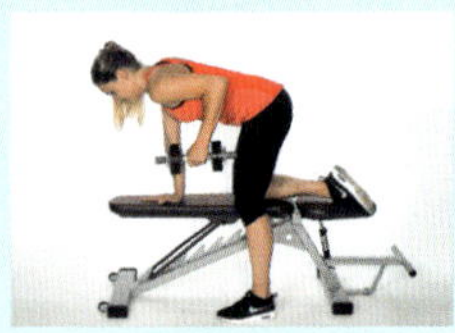
17	Schulterheben	84	Schulterblattstabilisation	2 Serien à 12 Wiederholungen	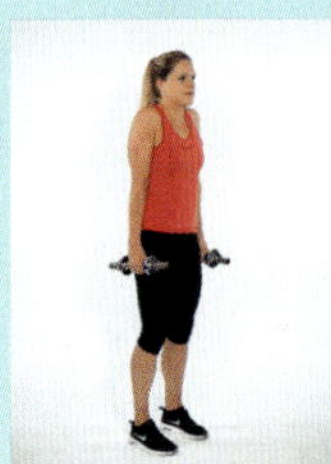

*pro (Körper-) Seite

Übungs-nummer	Übungs-bezeichnung	Seite	Wirkungsbereich / Ziel	Belastungsumfang	
16	Frontheben	82	Vorderer Schultermuskel	2 Serien à 12 Wieder-holungen	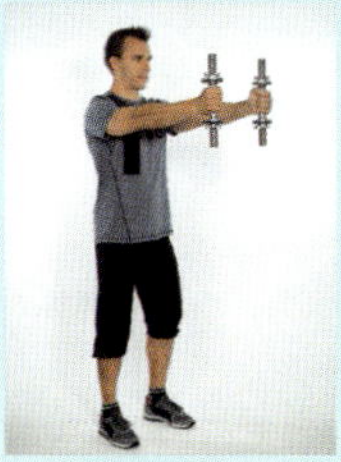
7	Seitheben	60	Seitlicher Schultermuskel	2 Serien à 12 Wieder-holungen	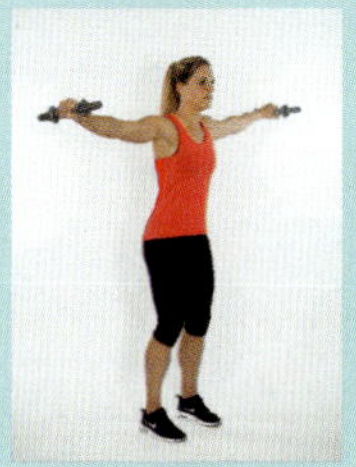
8	Seitheben vorgeneigt im Sitzen	62	Hinterer Schultermuskel	2 Serien à 12 Wieder-holungen	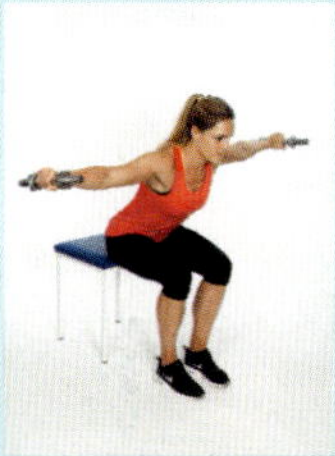
21	Außenrotation in Seitlage	96	Rotatoren-manschette, Feinstabilität Schultergelenk	2 Serien à 12 Wieder-holungen*	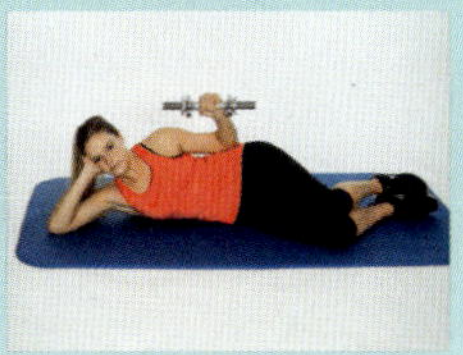

*pro (Körper-) Seite

Knietraining: Stabilisationsprogramm

Übungs-nummer	Übungs-bezeichnung	Seite	Wirkungsbereich / Ziel	Belastungsumfang	
1	Kniebeugen	48	Quadrizeps, Hamstrings, Beckenstabilität	3 Serien à 15 Wieder-holungen	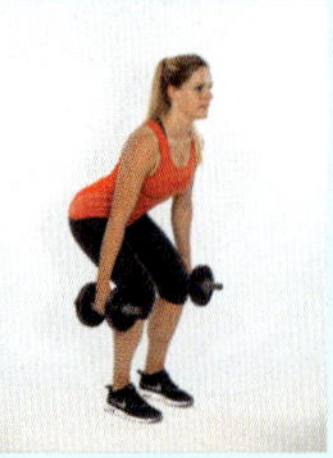
10	Kniebeuge im Ausfallschritt	70	Quadrizeps, Hamstrings, Beckenstabilität	3 Serien à 12 Wieder-holungen*	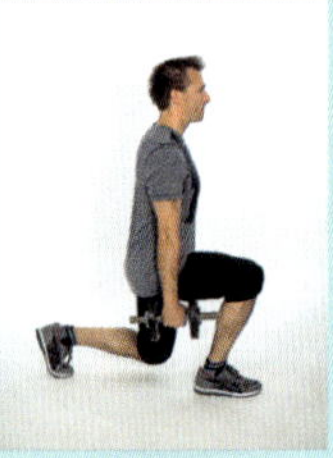
2	Wadenheben	50	Waden-kräftigung	4 Serien à 15 Wieder-holungen	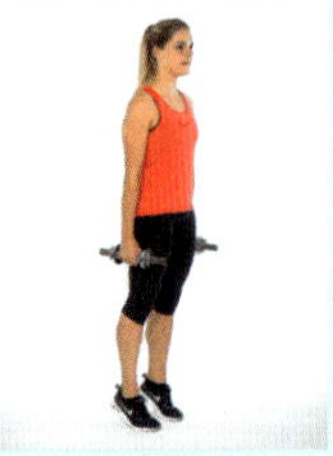
3	Rumpfseit-beugen	52	Rumpfstabilität	2 Serien à 12 Wieder-holungen*	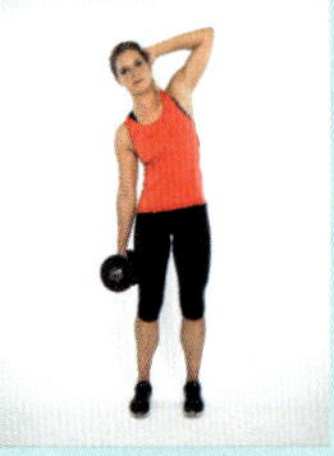

*pro (Körper-) Seite

Übungs-nummer	Übungs-bezeichnung	Seite	Wirkungsbereich / Ziel	Belastungsumfang	
20	Rumpf-stabilisation im Vierfüßler-Stand	92	Rumpfstabilität	2 Serien à 12 Wieder-holungen*	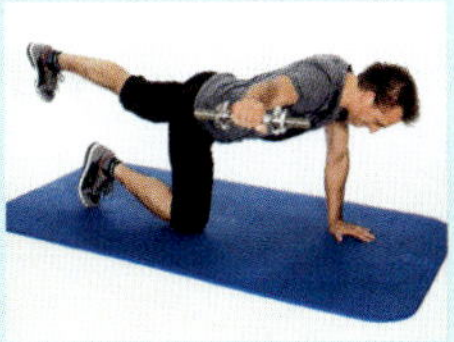
19	Kreuzheben	88	Rumpfstabilität	2 Serien à 12 Wieder-holungen*	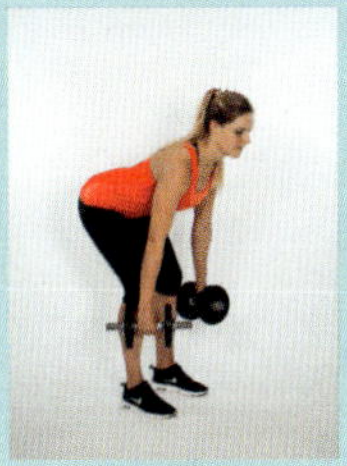
Bei Vorhandensein einer stabilen Trainingsbank o. ä.:					
25	Bankaufsteiger	108	Quadrizeps, Hamstrings, Beckenstabilität	2 Serien à 6 Wieder-holungen*	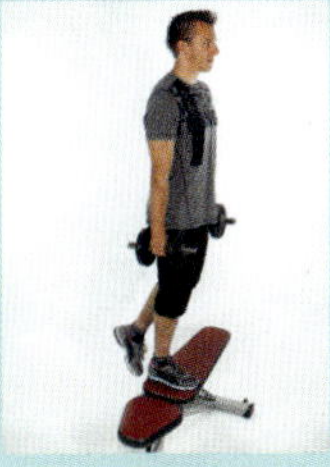

*pro (Körper-) Seite

Fitness-Training Fortgeschrittene: Plan C (mit Bank)

Übungs-nummer	Übungs-bezeichnung	Seite	Wirkungsbereich / Ziel	Belastungsumfang	
25	Bankaufsteiger	108	Oberschenkel, Gesäß	3 Serien à 10 Wieder-holungen	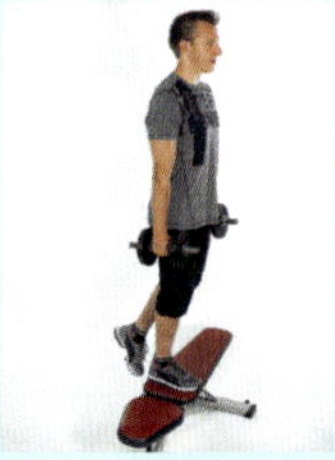
11	Wadenheben einbeinig	72	Waden	3 Serien à 10–15 Wieder-holungen	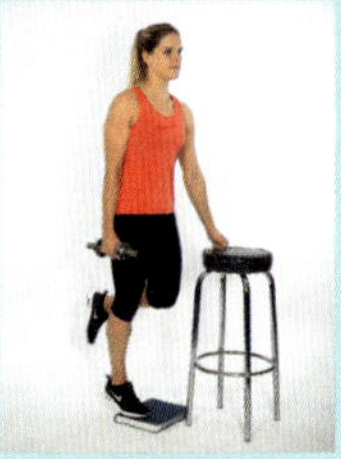
23	Bankdrücken	102	Brust, Trizeps, vordere Schulter	3 Serien à 10–12 Wieder-holungen	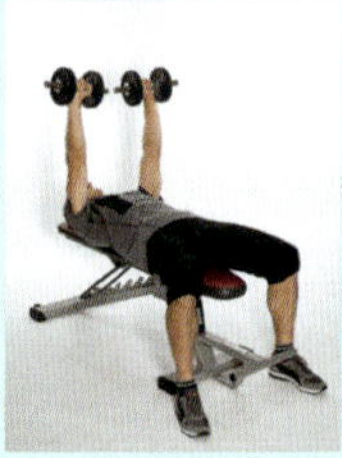
26	Rudern, einarmig	110	Latissimus, hintere Schulter	3 Serien à 10–12 Wieder-holungen*	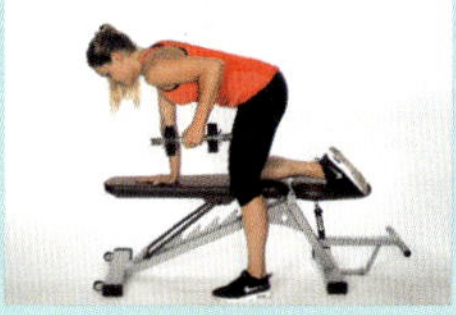
13	Schulterdrücken	76	Vordere und mittlere Schulter, Trapezmuskel, Nacken	3 Serien à 10 Wieder-holungen	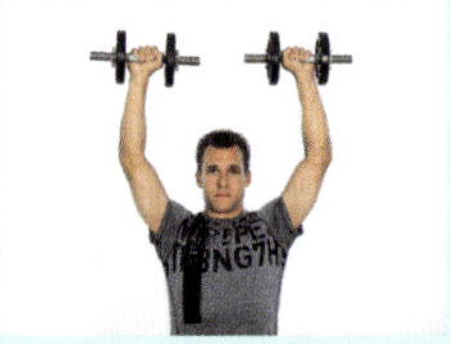

*pro (Körper-) Seite

Übungs-nummer	Übungs-bezeichnung	Seite	Wirkungsbereich / Ziel	Belastungsumfang	
5	Bizepscurl	56	Bizeps	3 Serien à 10 Wieder-holungen	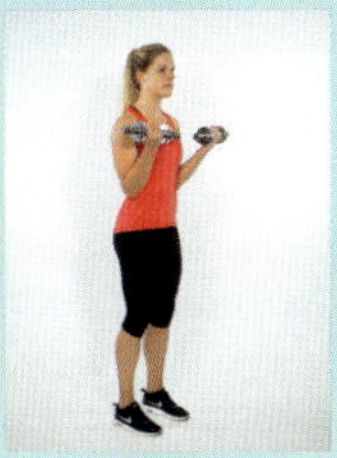
14	Trizepsdrücken im Stehen	78	Trizeps	3 Serien à 10 Wieder-holungen*	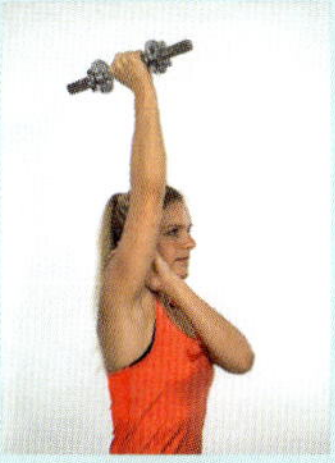
24	Fliegende Bewegungen	104	Brust, vordere Schulter	3 Serien à 10 Wieder-holungen	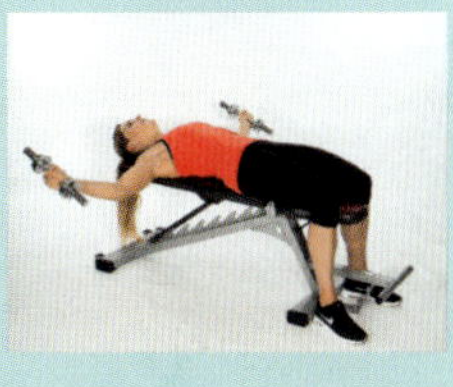
20	Rumpf-stabilisation im Vierfüßler-Stand	92	Rumpfkraft (Bauch/Rücken), hintere Schulter	3 Serien à 10 Wieder-holungen*	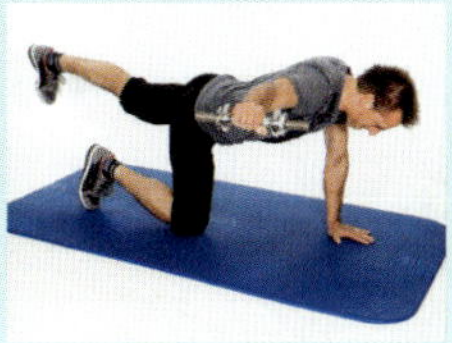

*pro (Körper-) Seite

Split-Training für Fortgeschrittene mit Bank: Plan A (Montag und Donnerstag)

Übungs-nummer	Übungs-bezeichnung	Seite	Wirkungsbereich / Ziel	Belastungsumfang	
1	Kniebeugen	48	Quadrizeps, Hamstrings, Gesäß	3 Serien à 12 Wieder-holungen	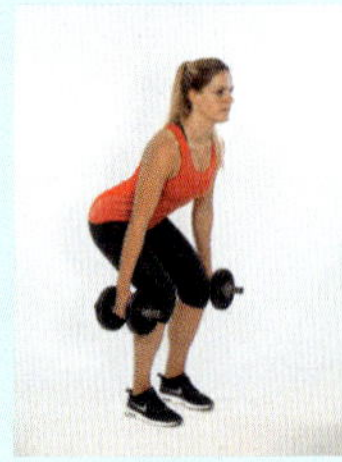
25	Bankaufsteiger *Kniebeuge im Ausfallschritt; Nr. 10***	108	Quadrizeps, Hamstrings, Gesäß	3 Serien à 12 Wieder-holungen*	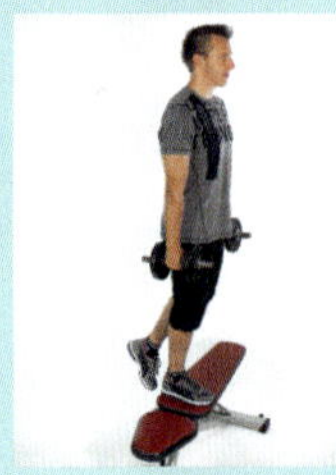
2	Wadenheben	50	Waden	3 Serien à 12 Wieder-holungen	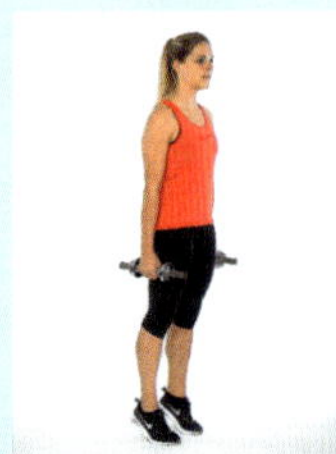
3	Rumpfseit-beugen	52	Seitliche Bauch-muskulatur	3 Serien à 12 Wieder-holungen*	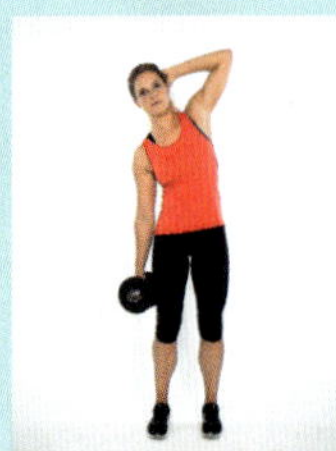

**Ersatzübung, falls Bank nicht vorhanden *pro (Körper-) Seite

Übungsnummer	Übungsbezeichnung	Seite	Wirkungsbereich / Ziel	Belastungsumfang	
20	Rumpfstabilisation im Vierfüßler-Stand	92	Schräge Bauchmuskeln, Rotatoren stabilität	3 Serien à 12 Wiederholungen*	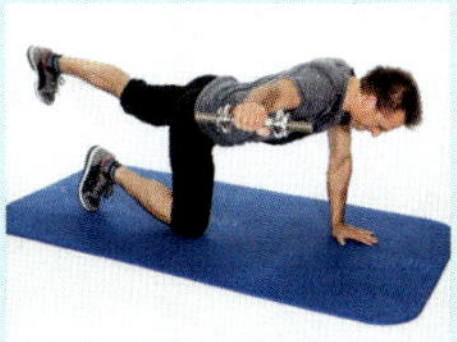
19	Kreuzheben	88	Rückenstrecker	2 Serien à 12 Wiederholungen*	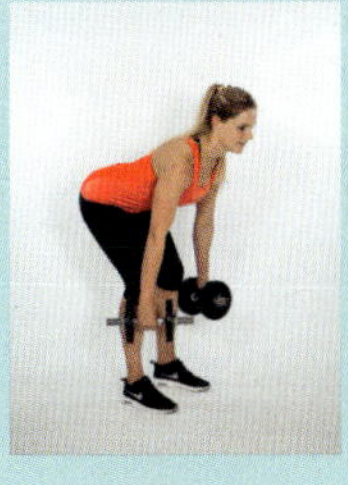
9	Bauch-Crunch	66	Gerade Bauchmuskulatur	3 Serien à 15–20 Wiederholungen	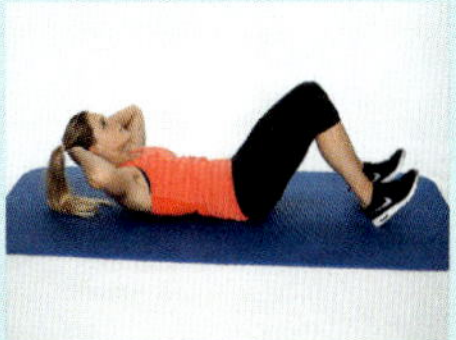

*pro (Körper-) Seite

Split-Training für Fortgeschrittene mit Bank: Plan B (Dienstag und Freitag)

Übungs-nummer	Übungs-bezeichnung	Seite	Wirkungsbereich / Ziel	Belastungsumfang	
23	Bankdrücken *Liegestütz; Nr. 4***	102	Brust, Trizeps, vordere Schulter	3 Serien à 10–12 Wieder-holungen	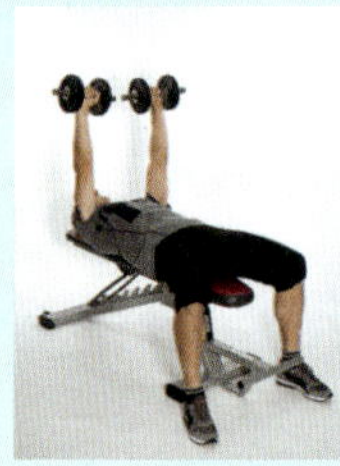
24	Fliegende Bewegungen *Schulterdrücken; Nr. 13***	104	Brust, vordere Schulter *Schulter, Trapez, Nacken***	2 Serien à 12 Wieder-holungen	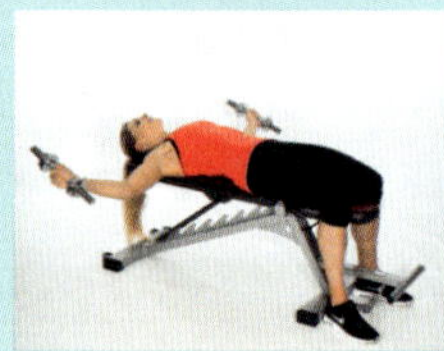
26	Rudern, einarmig	110	Latissimus, hintere Schulter	3 Serien à 10–12 Wieder-holungen*	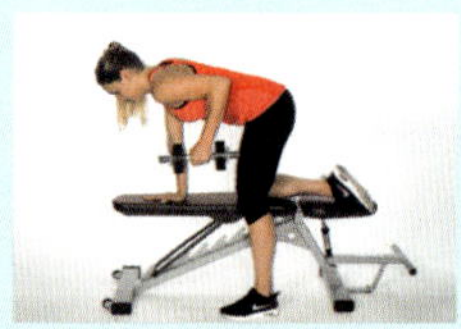
5	Bizepscurl	56	Bizeps	3 Serien à 10 Wieder-holungen*	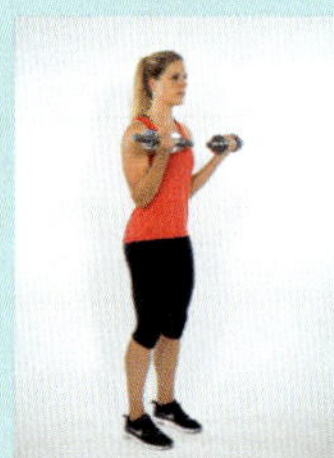

**Ersatzübung, falls Bank nicht vorhanden *pro (Körper-) Seite

Übungs-nummer	Übungs-bezeichnung	Seite	Wirkungsbereich / Ziel	Belastungsumfang	
14	Trizepsdrücken im Stehen	78	Trizeps	3 Serien à 10 Wieder-holungen*	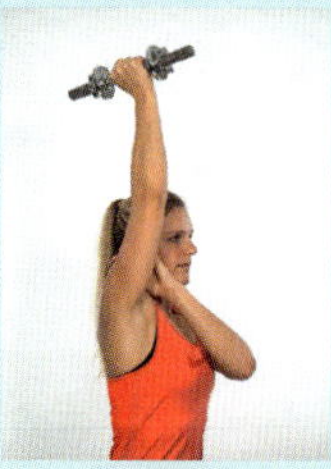
7	Seitheben	60	mittlere Schulter, Trapez	3 Serien à 12 Wieder-holungen*	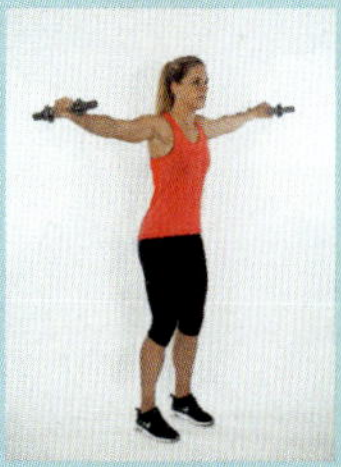
18	Seitheben vorgeneigt im Stehen	86	Hintere Schulter, oberer Rücken, Schultergürtel	3 Serien à 12 Wieder-holungen	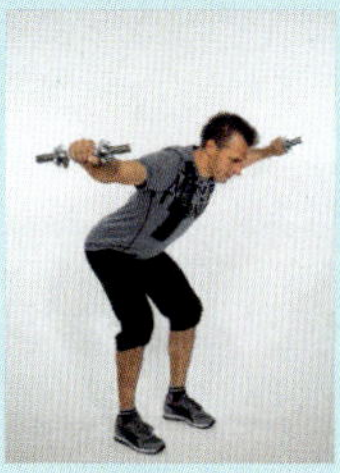

*pro (Körper-) Seite

Hanteltraining für Fußballspieler

Übungs-nummer	Übungs-bezeichnung	Seite	Wirkungsbereich / Ziel	Belastungsumfang	
1	Kniebeugen	48	Beinkraft, Sprungkraft	2 Serien à 12 Wieder-holungen	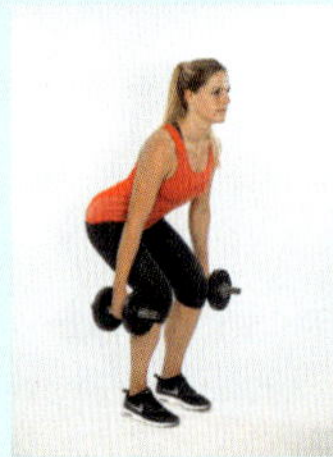
10	Kniebeuge im Ausfallschritt**	70	Beinkraft, Sprungkraft	2 Serien à 12 Wieder-holungen*	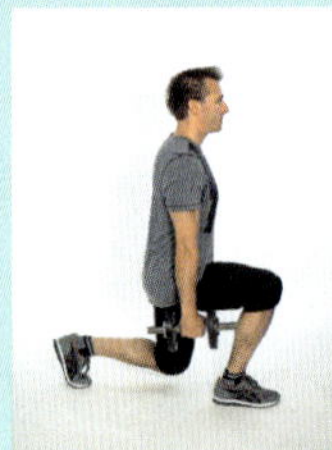
2	Wadenheben	50	Antritt, Sprunggelenk	4 Serien à 12 Wieder-holungen	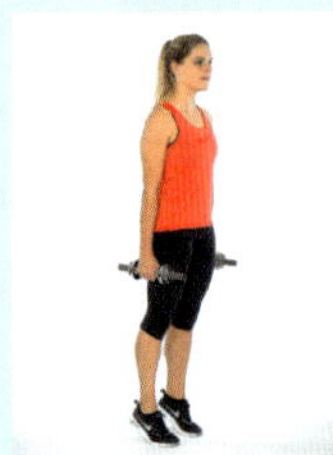
4	Liegestütz	54	Oberkörperkraft, Muskelmasse	3 Serien à 10–15 Wieder-holungen	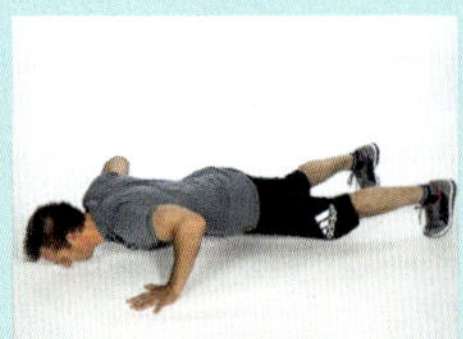
5	Bizepscurl	56	Oberkörperkraft, Rumpfkraft	2 Serien à 12 Wieder-holungen	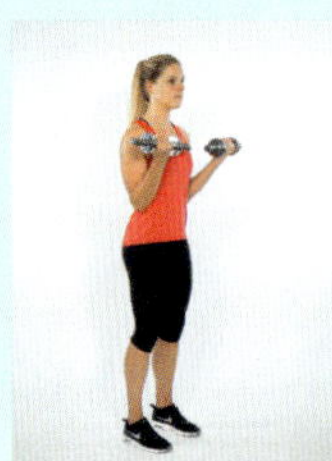

** später auch einbeinig (Übung Nr. 11) *pro (Körper-) Seite

Übungs-nummer	Übungs-bezeichnung	Seite	Wirkungsbereich / Ziel	Belastungsumfang	
14	Trizepsdrücken im Stehen	78	Oberkörperkraft, Einwurf	2 Serien à 12 Wieder-holungen*	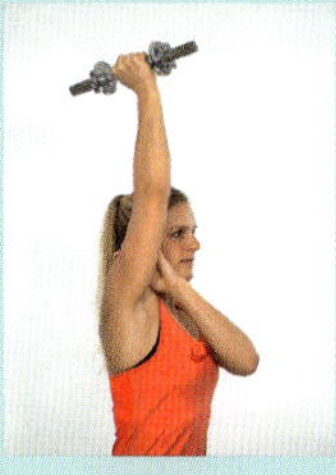
3	Rumpfseit-beugen	52	Rumpfstabilität	3 Serien à 12 Wieder-holungen*	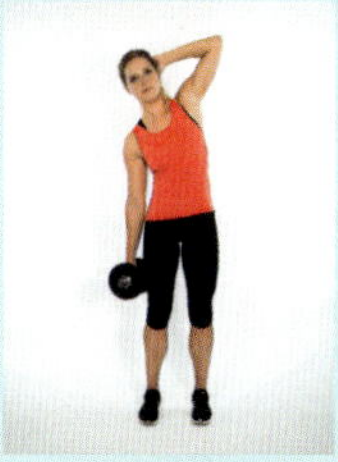
20	Rumpf-stabilisation im Vierfüßler-Stand	92	Rumpfstabilität	3 Serien à 12 Wieder-holungen*	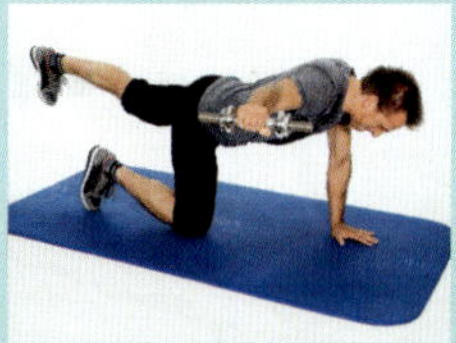
19	Kreuzheben	88	Rumpfstabilität	2 Serien à 12 Wieder-holungen*	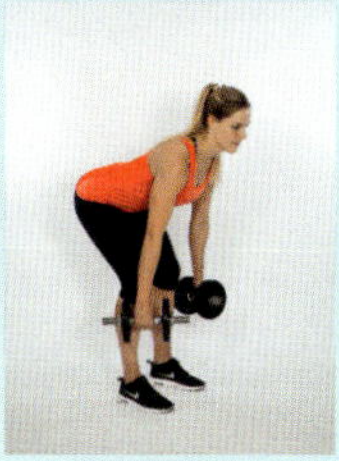
7	Seitheben	60	Schulterkraft	2 Serien à 12 Wieder-holungen	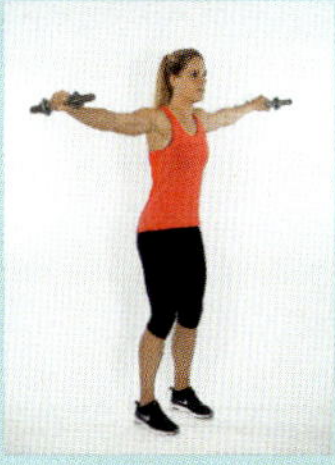

*pro (Körper-) Seite

Hanteltraining für Bürotätige (Einsteiger)

Übungs-nummer	Übungs-bezeichnung	Seite	Wirkungsbereich / Ziel	Belastungsumfang	
1	Kniebeugen	48	Beinkraft, Sprungkraft	2 Serien à 12 Wieder-holungen	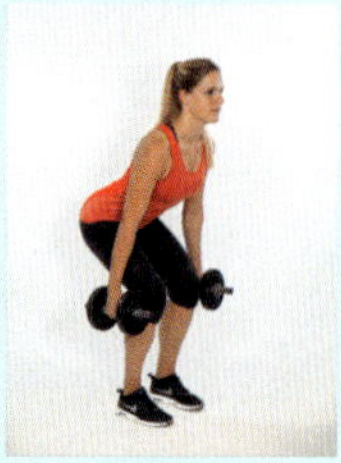
2	Wadenheben	50	Wadent	2 Serien à 15 Wieder-holungen	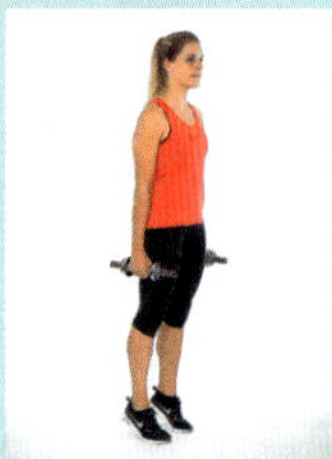
17	Schulterheben	50	Nackenbereich	3 Serien à 10 Wieder-holungen	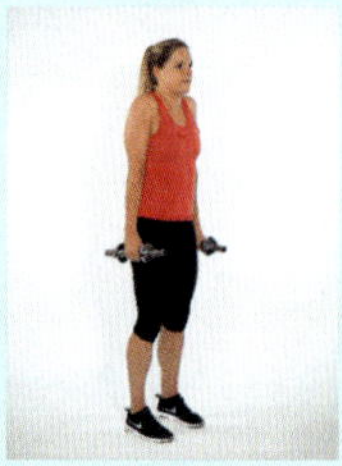
20	Rumpf-stabilisation im Vierfüßler-Stand	92	Buch- und Rücken-muskulatur, hinte-rer Schultermuskel	2 Serien à 10 Wieder-holungen *	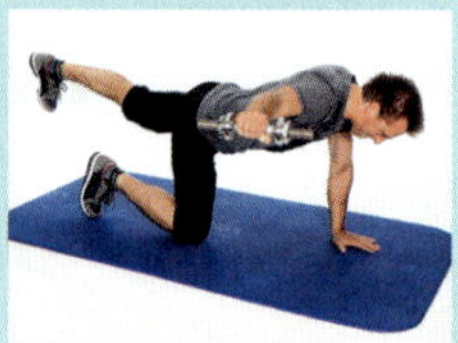

*pro (Körper-) Seite

Übungs-nummer	Übungs-bezeichnung	Seite	Wirkungsbereich / Ziel	Belastungsumfang	
9	Bauch-Crunch	66	Gerade Bauch-muskulatur t	2 Serien à 10 Wieder-holungen	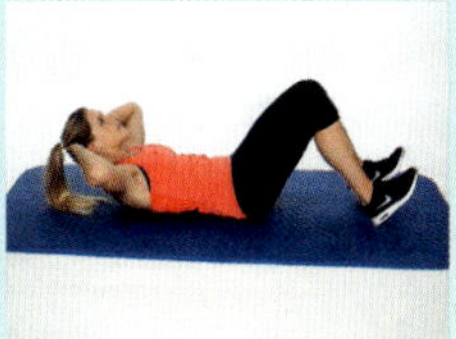
4 (verein-facht)	Vereinfachter Liegestütz	55	Brust, Trizeps, vor-der Schultermus-kel	2 Serien à 10 - 15 Wieder-holungen	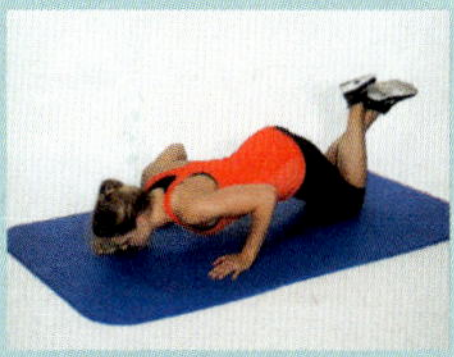
5	Bizepscurl	56	Bizeps, Rumpfsta-bilisierung	2 Serien à 10 Wieder-holungen	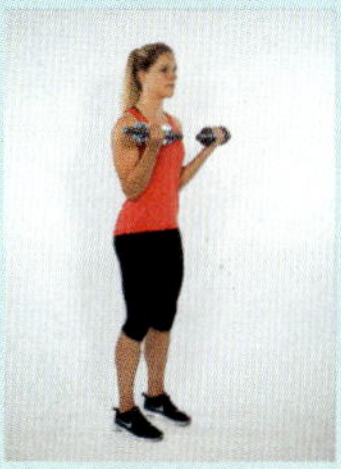

Hanteltraining für Bürotätige (Fortgeschrittene)

Übungs- nummer	Übungs- bezeichnung	Seite	Wirkungsbereich / Ziel	Belastungsumfang	
10	Kniebeuge im Ausfallschritt**	70	Oberschenkel, Gesäß	3 Serien à 12 Wieder- holungen*	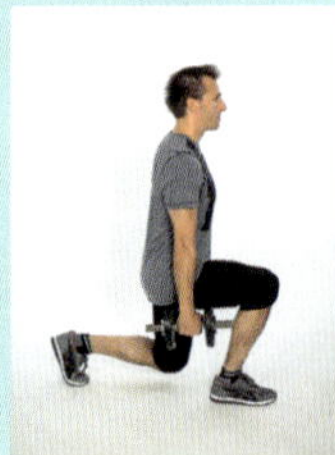
2	Wadenheben	50	Waden	3 Serien à 10 Wieder- holungen	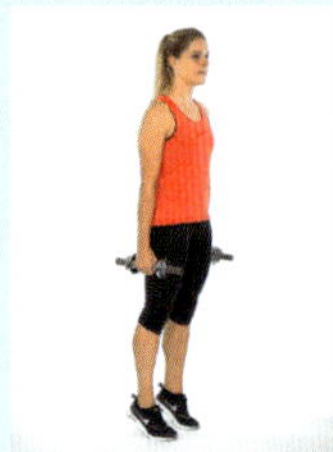
17	Schulterheben	84	Nackenbereich	3 Serien à 10 Wieder- holungen	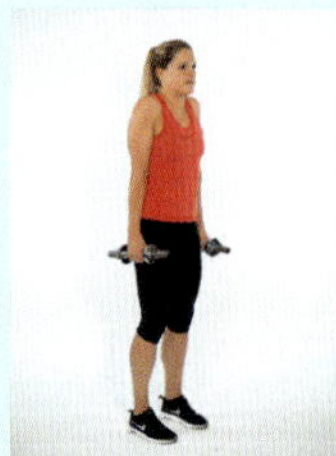
20	Rumpf- stabilisation im Vierfüßler-Stand	92	Buch- und Rücken- muskulatur, hinte- rer Schultermuskel	3 Serien à 12 Wieder- holungen*	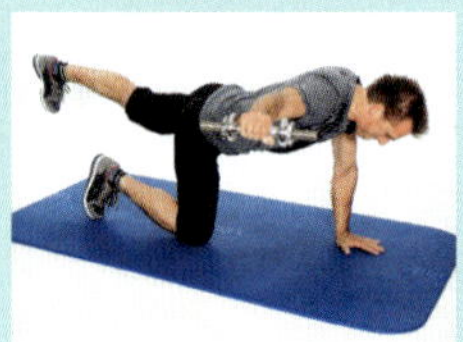

** später auch einbeinig (Übung Nr. 11) *pro (Körper-) Seite

Übungs-nummer	Übungs-bezeichnung	Seite	Wirkungsbereich / Ziel	Belastungsumfang	
9	Bauch-Crunch Variation	67	Gerade Bauch-muskulatur	3 Serien à 10 Wieder-holungen	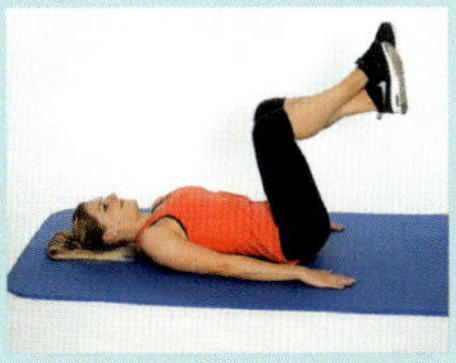
4	Liegestütz	54	Brust, Trizeps, vorder Schultermuskel	3 Serien à 10 - 15 Wieder-holungen	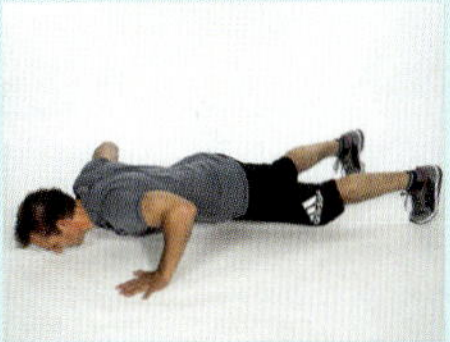
5	Bizepscurl	92	Bizeps, Rumpfstabilisierung	2 Serien à 10 Wieder-holungen	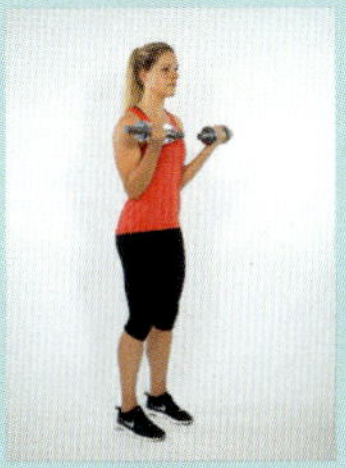
7 Variation 1	Seitheben abwechselnd	61	Nackenbereich, Schultermuskel	2 Serien à 8 Wieder-holungen*	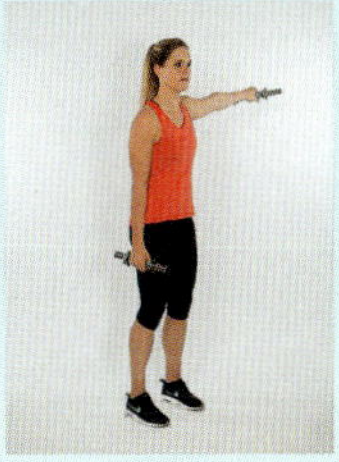

*pro (Körper-) Seite

Ergänzungsprogramm für Läufer / Jogger

Übungs-nummer	Übungs-bezeichnung	Seite	Wirkungsbereich / Ziel	Belastungsumfang	
19	Kreuzheben	88	Rückenstrecker	3 Serien à 12 Wieder-holungen	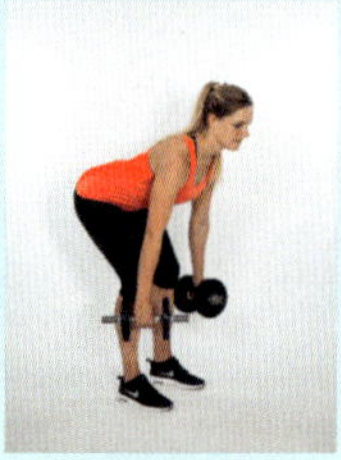
18	Seitheben vorge-neigt im Stehen	86	Hintere Schulter, oberer Rücken, Schultergürtel	3 Serien à 12 Wieder-holungen	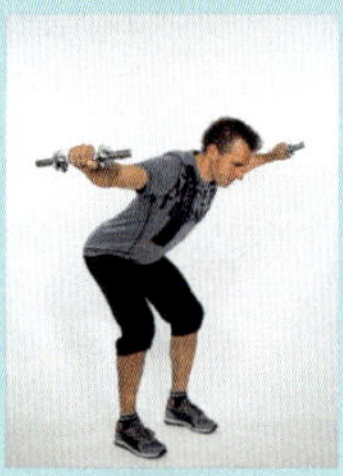
5	Bizepscurl	56	Bizeps, Rumpfsta-bilisierung	2 Serien à 12 Wieder-holungen	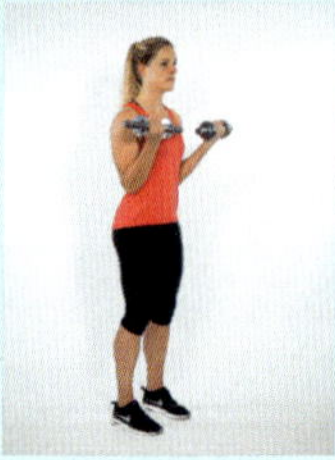

Übungs-nummer	Übungs-bezeichnung	Seite	Wirkungsbereich / Ziel	Belastungsumfang	
9	Bauch-Crunch	66	Gerade Bauch-muskulatur t	3 Serien à 15 Wieder-holungen	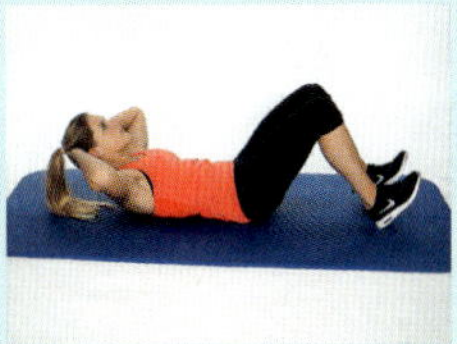
3	Rumpfseit-beugen	52	Rumpfstabilität	3 Serien à 12 Wieder-holungen*	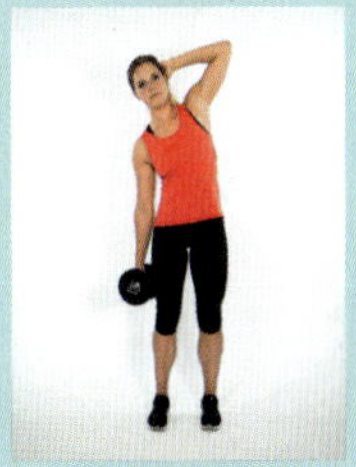
4	Liegestütz	54	Brust, Trizeps, vor-der Schultermus-kel	3 Serien à 15 Wieder-holungen	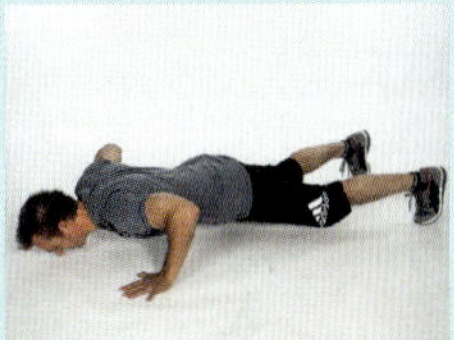

*pro (Körper-) Seite

Kurzprogramm für »Eilige« (Ganzkörperprogramm)

Übungs-nummer	Übungs-bezeichnung	Seite	Wirkungsbereich / Ziel	Belastungsumfang	
1	Kniebeugen	48	Beinkraft, Sprungkraft	2 Serien à 12 Wieder-holungen	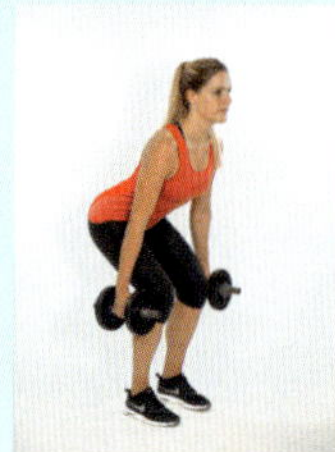
13	Schulterdrücken	76	vordere und mittlere Schulter, Trapezmuskel, Trizeps	3 Serien à 10 Wieder-holungen	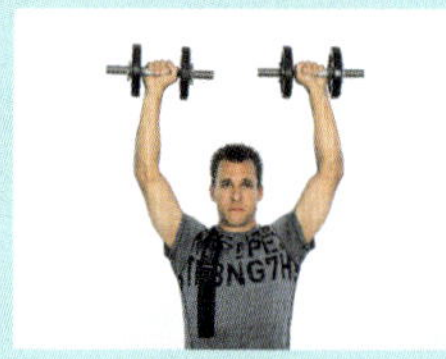
5	Bizepscurl	56	Bizeps, Rumpfsta-bilisierung	2 Serien à 12 Wieder-holungen	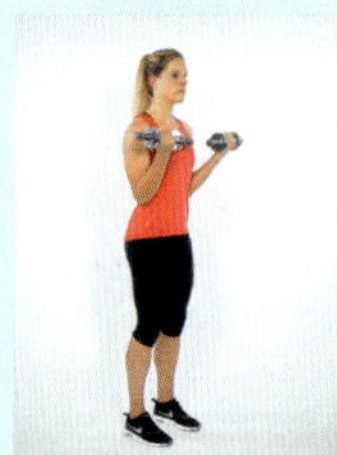
20	Rumpf-stabilisation im Vierfüßler-Stand	92	Buch- und Rücken-muskulatur, hinte-rer Schultermuske	3 Serien à 10 Wieder-holungen*	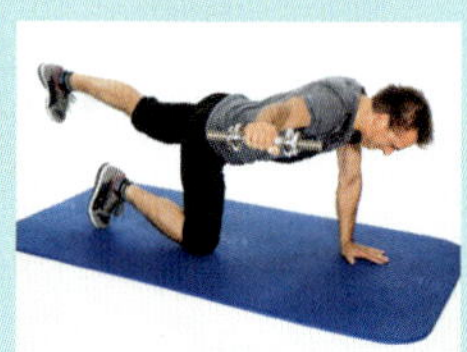
4	Liegestütz	54	Oberkörperkraft, Muskelmasse	3 Serien à 15 Wieder-holungen	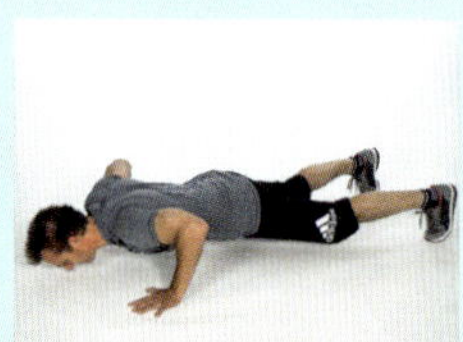

*pro (Körper-) Seite

Häufige Fragen von Einsteigern ins Hanteltraining

Wann sollte das Trainingsgewicht in einer Übung gesteigert werden?
Das Trainingsgewicht sollte gesteigert werden, wenn keine deutliche Anstrengung mehr am Ende einer Übung zu spüren ist. Ein mindestens mittleres Anstrengungsempfinden ist notwendig, um überhaupt eine Trainingswirkung zu erzielen. Um eine Überlastung zu vermeiden, sollte man nicht jedes Mal die Gewichte steigern.

Sollte man eher die Wiederholungszahlen steigern oder die Gewichte?
Grundsätzlich hat jede Zielsetzung des Trainings einen bestimmten Wiederholungszahlenbereich, durch den die gewünschte Anpassung (z. B. Muskelaufbau) ausgelöst wird (vgl. Kap. **1.2**). Deshalb werden normalerweise im Krafttraining die Gewichte gesteigert. Ein übliches Vorgehen ist, dass man, wenn die Belastung gesteigert werden soll, zunächst 2–5 Wiederholungen pro Serie mehr durchführt, um dann, wenn dies gut gelingt, das Gewicht zu steigern und die Wiederholungszahl wieder auf die Ursprungszahl zu reduzieren.

Wie lange dauert es, bis man Muskeln aufgebaut hat?
Ab der ersten Trainingseinheit werden Aufbauprozesse einsetzen, sofern korrekt trainiert wird. Der Zuwachs an Muskelmasse pro Trainingseinheit ist aber so gering, dass deutliche optische Effekte häufig erst nach 8–12 Wochen regelmäßigen Trainings zu sehen sind.

Wann sollte man das Training ausfallen lassen?
Grundsätzlich sollte man das Training ausfallen lassen, wenn man sich krank oder sehr erschöpft fühlt. Niemals unter Fieber trainieren! Auch wenn man Schmerzen hat, sollte man auf das Training verzichten. Lediglich bei Muskelkater kann man ein intensives Training für die »nichtverkaterten« Muskeln durchführen. Für die »verkaterten« Muskeln nur mit leichten Belastungen arbeiten. Wenn man unter chronischen Schmerzen leidet, sollte man die Trainingstauglichkeit mit seinem Arzt abstimmen. Auch nach starkem Alkoholkonsum sollte nicht trainiert werden, da das Verletzungsrisiko steigt.

Kann man mit Hanteltraining abnehmen?
Durch Hanteltraining steigt der Energieverbrauch und stoffwechselfördernde Botenstoffe werden ausgeschüttet. Zudem werden intra- und intermuskulär eingelagerte Fette reduziert (Gewebestraffung). Andererseits werden Muskeln aufgebaut, wodurch eine (gesunde) Gewichtszunahme eintritt. Durch Hanteltraining kann man auf jeden Fall unliebsame Fettpölsterchen reduzieren. Für eine *starke* Gewichtsabnahme ist eine Ernährungsumstellung und eine Kombination von Kraft- mit Ausdauertraining empfehlenswert.

Wie schnell sollten die Trainingsbewegungen durchgeführt werden?
Eine Wiederholung, d. h. ein Hebe- und Absenkzyklus, dauert beim Krafttraining normalerweise zwischen 2 und 4 Sekunden. Anfänger sollten lieber im langsameren Bereich trainieren (also 3–4 Sekunden pro Wiederholung). Wichtig ist, dass man in der Bewegung keinen Schwung einsetzt, da dies die Kontinuität der Muskelspannung verhindert, die besonders effektiv für den Muskelaufbau ist. Sehr schnelle, ruckartige Bewegungen sollten erfahrenen Kraftsportlern vorbehalten bleiben bzw. Leistungssportlern, die ihre Schnellkraft trainieren wollen. Im Kurzhanteltraining zuhause führen solche unnötig schnellen Krafteinsätze eher zu Überlastungssymptomen.

Braucht man für das Hanteltraining eine spezielle Kleidung?
Man sollte auf eine lockere, luftige, etwas dehnfähige Trainingsbekleidung achten (z. B. Sporthose, T-Shirt, Sportschuhe). Das Training in enger Alltagsbekleidung (z. B.Jeans) reduziert die mögliche Beweglichkeit und kann so zu falschen Bewegungsabläufen »zwingen«. Wer die Hände vor leichter Schwielenbildung schützen will, kann Trainingshandschuhe (auch: Fahrradhandschuhe) benutzen.

Muss man sich nach dem Training »Abwärmen«?
Das »Abwärmen«, im Englischen »Cool down« genannt, dient dem Leistungssportler zur schnelleren Regeneration. Meist besteht es aus lockeren, aeroben, stoffwechselanregenden Bewegungsmaßnahmen ohne Anstrengungscharakter. Da Leistungssportler ein hohes Trainingspensum haben und nach Wettkämpfen schnell regenerieren müssen, ist das »Cool down« für sie unerlässlich. Für den Hobbysportler mit 2–3 Trainingseinheiten pro Woche und häufig mehreren Tagen zwischen den Trainingseinheiten ist das »Abwärmen« meist überflüssig.

Was bedeutet »Pyramidentraining«?
Viele Kraftsportler wenden in ihrem Training das Pyramidenprinzip an. Im Wesentlichen besteht es darin, nicht in jeder Serie einer Übung das gleiche Trainingsgewicht zu verwenden, sondern das Gewicht entweder von Serie zu Serie zu steigern (häufig) oder zu reduzieren (seltener). Wenn das Gewicht von Serie zu Serie gesteigert wird, wird gleichzeitig die Wiederholungszahl pro Serie reduziert. So ergibt sich eine Pyramidenform, weil mit dem geringeren Gewicht relativ viele Wiederholungen gemacht werden (Pyramidenbasis), mit den höchsten Gewichten nur wenige (Pyramidenspitze).
Beispiel: 1. Serie: 5 kg à 15 Wiederholungen, 2. Serie: 6,25 kg à 12 Wdh., 3. Serie: 7,5 kg à 10 Wdh.
Das soll den Vorteil bieten, ein breiteres Spektrum an Leistungsfähigkeit abzurufen und optimal auf hohe Gewichte vorbereitet zu sein.

Machen Bauchmuskelübungen einen schlanken Bauch?

Wer sein Bauchfett reduzieren möchte, sollte wissen, dass unter der Haut zunächst eine Fettschicht (das Unterhautfettgewebe) liegt, dann kommt die vierschichtige Bauchmuskulatur und darunter häufig das innere Fett (Viszeralfett). Bauchmuskelübungen straffen zwar die mittlere (Muskel-)Schicht, unterstützen dort aber auch einen Muskelzuwachs. Man müsste für einen schlanken Bauch vor allem das Unterhautfettgewebe abbauen sowie das Viszeralfett. Da Fett aber nicht gezielt in einem bestimmten Bereich abgebaut werden kann, muss man den Energiestoffwechsel zentral derart beeinflussen, dass der Körper insgesamt an Fett verliert. Dann hat man eine Chance, das lästige Bauchfett loszuwerden, was in seiner Eigenschaft als »Notreserve« allerdings häufig zuletzt verschwindet.

Wie kann man beim Training Zeit sparen?

Erst Aufwärmen, dann Trainieren und zwischen den Übungsserien noch Pausen machen? Das dauert lange. Ja, eine Trainingsdauer von 35–45, bei höheren Ambitionen 60 Minuten, sollte man veranschlagen. Es gibt allerdings eine Möglichkeit Zeit zu sparen, indem man so genannte »Superserien« / »Supersätze« für antagonistische Muskelgruppen macht. Antagonistische Muskeln sind diejenigen, die gegenteilige Bewegungen bewirken, z.B. Trizeps (Armstreckung) und Bizeps (Armbeugung). Wenn ich Zeit sparen will, kann ich z.B. eine Serie Bizepscurls machen, danach – ohne Pause! – eine Serie Trizepsdrücken im Stehen, dann wieder Bizepscurls usw. Der Bizeps kann sich erholen, während der Trizeps trainiert, wodurch die Pausenzeiten quasi gestrichen sind. Nachteil dieser Methode: Sie ist sehr anstrengend und nur für Fortgeschrittene zu empfehlen. Eventuell fehlt einem ab der Mitte der Trainingseinheit die Kraft, noch beiden, im Wechsel trainierten Muskelgruppen einen optimalen Reiz zu setzen. Als Antagonisten-Supersätze werden trainiert: Liegestütz und einarmiges Rudern, Bizeps und Trizeps, Unterarmbeuger und -strecker. Man kann natürlich auch völlig verschiedene Muskelgruppen als Superserie kombinieren, um den Zeitspareffekt zu erreichen: Kniebeuge und Bizeps, Wadenheben und Seitheben, Trizeps und Bauch-Crunch usw.

Müssen Frauen anders trainieren als Männer?

Grundsätzlich trainieren Frauen für die gleiche Zielsetzung auch mit den gleichen Methoden wie die Männer. Angst vor großen Muskelbergen brauchen Frauen dabei nicht zu haben, da sie aufgrund der anderen hormonellen Situation gar nicht so viel Masse aufbauen können wie Männer. Nicht umsonst basieren die Dopingmittel zum Muskelaufbau auf den Androgenen (männlichen Geschlechtshormonen).

Sollte man beim Training einen Gewichthebergürtel tragen, um die Wirbelsäule zu entlasten?

Beim Kurzhanteltraining werden normalerweise keine so extrem hohen Lasten bewegt, dass ein Gewichthebergürtel zur Sicherung der Wirbelsäule notwendig wäre. Wenn man den hier empfohlenen Trainingsrahmen von 10–20 Wiederholungen pro Serie beherzigt, die Bewegungsanweisungen umsetzt und nicht zu schnell die Lasten steigert, wird man keinen Hebergürtel brauchen. Trainiert man die Bauchmuskeln, schafft man sich einen inneren »Hebergürtel« an, denn die Bauchmuskeln helfen die Wirbelsäule zu stabilisieren.

Welche unterstützenden Mittel kann man bedenkenlos einnehmen?

Kein Nahrungsergänzungsmittel und keine leistungssteigernde Substanz sollte unbedacht und unbegrenzt verzehrt werden. Es gibt einige Ergänzungsmittel, die häufig von Fitness-Sportlern eingenommen werden und nichts mit Doping zu tun haben. Die hier aufgelisteten Mittel sollen die Leistungsfähigkeit steigern bzw. den Trainingseffekt optimieren und sind nahezu gesundheitlich unbedenklich. Sinn und Nutzen wird vor allem bei Vitamin- und Mineralstoffgaben sowie bei L-Carnitin und Kreatin kontrovers diskutiert.

- Proteinshakes (Optimierung der Proteinversorgung)
- Proteinriegel (Optimierung der Energie- und Proteinversorgung)
- Isotonische Getränke (Verbindung von schneller Flüssigkeitsaufnahme bei gleichzeitiger Zufuhr von Nährstoffen, Vitaminen und Mineralien)
- Vitamintabletten/-kapseln (Optimierung der Vitaminversorgung)
- Mineralstofftabletten/-kapseln (Optimierung der Mineralstoffversorgung)
- Aminosäuren (Optimierung der Proteinversorgung)
- L-Carnitin (optimale Verbrennung von Fettsäuren)
- Kreatin (Steigerung der Trainingsleistung durch Optimierung der muskelinternen Energiedepots)

Bei Proteinshakes und isotonischen Getränken sind statt Zucker häufig Süßstoffe zugesetzt. Bei einigen dieser Süßstoffe ist die gesundheitliche Unbedenklichkeit bei großen Verzehrmengen umstritten. Bei Vitamingaben ist zu berücksichtigen, dass überschüssige Vitamine ausgeschieden werden bzw. die Vitamine A und D bei hoher Überdosierung schaden können. Das gleiche gilt für einige Mineralstoffe und Spurenelemente. Übrigens: Ein (in Maßen genossen) legales und weit verbreitetes »Dopingmittel« ist Koffein. Dies ist vor allem in Kaffee, Cola und Energy-Drinks enthalten und reduziert die körperliche und geistige Ermüdung. Es kann nach einem langen Tag helfen, das Training besser durchzustehen. Dies sollte aber die Ausnahme sein. Von regelmäßiger Anwendung wird abgeraten, da der Effekt nachlässt und sogar eine gewisse Abhängigkeit vom Koffeinnachschub entsteht. Koffein wirkt nicht sofort, sondern nach ca. 30–60 Minuten. Die Dauer hält dann mehrere Stunden an.

Haben alle Menschen die gleichen Muskeln?
Wenn wir über einen trainierten Menschen sagen »der hat aber viele Muskeln«, meinen wir eigentlich »der hat aber dicke Muskeln«, denn die Anzahl der einzelnen Muskeln ist beim Menschen, ob Sportler oder Nichtsportler, fast immer identisch. Was hingegen deutlich variiert, ist die Ausprägung der Muskelmasse. Der menschliche Körper hat etwa 650 Muskeln, davon etwa 400 so genannte Skelettmuskeln die im Wesentlichen für Bewegungen zuständig sind. Ihr Spektrum reicht von sehr kleinen Muskeln (z.B. dem Steigbügelmuskel im Innenohr) bis hin zu sehr großen, voluminösen (z.B. dem breiten Rückenmuskel Latissimus dorsi oder dem Gesäßmuskel Gluteus maximus). Manchmal gibt es Muskeln, die nur wenige Menschen haben; diese besitzen dann allerdings meist keine relevanten, unersetzbaren Funktionen, z.B. der Muskel Fibularis tertius am Unterschenkel oder der Psoas minor im Hüftbereich. Was sich zwischen Menschen bezüglich der Grundausstattung der Muskeln noch unterscheiden kann, sind die Anheftungspunkte am Knochen sowie die Zahl der Muskelfasern und das Verhältnis der Muskelfasertypen. Der Latissimus dorsi hat bei manchen Menschen z.B. einen Anheftungspunkt am Schulterblatt, bei anderen hingegen nicht. So kann der Einfluss auf bestimmte Gelenkbewegungen etwas variieren. Größere und für die Leistungsfähigkeit relevantere Unterschiede bestehen in der Faserzahl und Fasertypenverteilung: Da die Faserzahl in den einzelnen Muskeln genetisch bedingt variiert und diese Zahl durch Training nur sehr wenig beeinflusst werden kann, hat derjenige, der mehr Fasern im Bizeps hat auch ein größeres Entwicklungspotential. Denn jede Faser kann durch Training verdickt werden, und wenn mehr Fasern da sind, ist das Wachstumspotential höher. Schließlich hat jeder Mensch auch ein bestimmtes Verhältnis von roten Muskelfasern zu weißen Fasern. Die roten Muskelfasern sind mehr für Ausdauerleistungen geeignet, die weißen mehr für schnelle und kräftige Bewegungen. Ein Mensch mit einem hohen Anteil an weißen Muskelfasern in den Beinen ist damit für schnellkräftige Laufanforderungen wie Sprint oder Hochsprung besser geeignet als derjenige mit vielen roten Fasern. Die Faserverteilung ist in jedem Muskel anders, sowohl innerhalb einer Person (Bizeps anders als Wadenmuskel) als auch zwischen verschiedenen Personen (der Bizeps von A und der Bizeps von B). Durch Training ist die Faserverteilung nur bedingt beeinflussbar und vor allem nur in eine Richtung: aus den schnellsten weißen Fasern (TypIIx) können etwas langsamere, ausdauerndere weiße wer-

den (Typ IIa). Daher sagt man auch: »Der Sprinter wird geboren«. Im Gegensatz dazu kann jedoch jeder Mensch eine gewisse Ausdauerleistungsfähigkeit erreichen. Anhand dieser Ausführungen kann man sehen, dass nicht alle Menschen die gleichen Muskeln haben, und dass die genetische Veranlagung auch dafür verantwortlich ist, dass der eine Mensch besser für bestimmte Entwicklungen (z.B. Masseaufbau, Sprintschnelligkeit, Sprungkraft, Ausdauer) geeignet ist als der andere. Diese Unterschiede spielen insbesondere im Leistungssport oft eine entscheidende Rolle.

Werden Muskeln in Fett gewandelt, wenn man aufhört zu trainieren?
Wenn man weniger oder gar nicht mehr trainiert, verändern sich Stoffwechsel und Energiebilanz des Körpers und die Muskeln verringern ihre krafterzeugenden Proteine. Wenn man seine Ernährung an den nun deutlich verringerten Bedarf an Energie anpasst, wird kein Fett angelagert. Die Muskeln werden lediglich dünner und schwächer, da die Trainingsreize fehlen. Isst man allerdings weiterhin so viel wie in den Trainingsphasen, wird die überschüssige Energie in Form von Fett im Unterhautfettgewebe und z.T. in wenig aktiven Muskeln eingelagert. Das Gewebe wird weicher und die Problemzonen wachsen. Wo das Fett an- und eingelagert wird, ob eher am Bauch, an den Hüften, am Gesäß, an Armen oder Beinen, darüber entscheidet vor allem die individuelle Veranlagung.

Schadet Krafttraining meinem Rücken?
Ein korrekt und vernünftig durchgeführtes Krafttraining schadet Rücken und Wirbelsäule nicht – im Gegenteil. Kräftigungsübungen mit Hanteln, Maschinen oder dem eigenen Körpergewicht sind mittlerweile Bestandteil einer modernen Rückenschmerztherapie. Kräftige, funktionsstarke Muskeln schützen die Wirbelsäule und beugen Rückenproblemen vor. Wenn man die in diesem Buch erklärten Übungen gemäß der Anleitung durchführt, die empfohlenen Trainingsvorgaben einhält und immer auf eine korrekte Technik und kontrollierte Ausführung achtet, kann der Rücken nur profitieren. Achten Sie zudem darauf, auch Übungen für die Rumpfmuskeln (also Bauch und Rücken) durchzuführen, und nicht nur Arme und Beine zu trainieren.

Danksagung

Mein besonderer Dank gilt Jussi Larsson und Sarah Moennecke für die Hilfe bei den Fotos.Des Weiteren danke ich Rainer Junge, Michael Petry, Uwe Klaaßen, Artur Mikolajzcyk, Basti Pohl, Dirk Rasche und Sebastian Rottmann für verschiedentliche Unterstützung.